T0244861

GUÍA
PARA LIMPIAR
EL **HÍGADO,**
LA **VESÍCULA**
Y LOS
RIÑONES

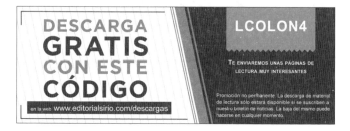

Diseño de portada: Editorial Sirio, S.A.
Maquetación: Toñi F. Castellon

© de la edición original
2022, Carlos de Vilanova

© de la presente edición
EDITORIAL SIRIO, S.A.
C/ Rosa de los Vientos, 64
Pol. Ind. El Viso
29006-Málaga
España

www.editorialsirio.com
sirio@editorialsirio.com

I.S.B.N.: 978-84-19105-60-8
Depósito Legal: MA-1783-2022

Impreso en Imagraf Impresores, S. A.
c/ Nabucco, 14 D - Pol. Alameda
29006 - Málaga

Impreso en España

Puedes seguirnos en Facebook, Twitter, YouTube e Instagram.

 El papel utilizado para la impresión de este libro está **libre de cloro** elemental (ECF) y su procedencia está certificada por una entidad independiente, no gubernamental, que promueve la sostenibilidad de los bosques.

CARLOS DE VILANOVA

GUÍA PARA LIMPIAR EL **HÍGADO**, LA **VESÍCULA** Y LOS **RIÑONES**

Protocolo de
limpieza hepática
Método Fusión

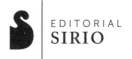

EDITORIAL SIRIO

CARLOS DE VILANOVA

GUÍA
PARA LIMPIAR
EL **HÍGADO,**
LA **VESÍCULA**
Y LOS
RIÑONES

Protocolo de
limpieza hepática
Método Fusión

.

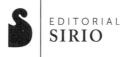

EDITORIAL
SIRIO

Nota de descargo de responsabilidad

El autor de este libro no asume responsabilidad legal alguna por las consecuencias directas o indirectas que se puedan derivar de la aplicación del proceso de limpieza hepática descrito en él ya que, aun habiéndose demostrado muy efectivo en la mayoría de las personas que lo han probado, puede dar lugar a sintomatologías y resultados muy diversos que están en función de cómo se lleve a cabo y también de las condiciones fisiológicas previas o estado de salud de cada cual.

Llevar a cabo la limpieza hepática constituye, por consiguiente, una decisión completamente individual, y cada uno deberá asumir personalmente las consecuencias derivadas de su realización, especialmente si no se atiene bien al protocolo. Si lo consideras oportuno, consulta antes a tu médico y obtén toda la información que precises para resolver tu situación con garantías.

Índice

Prólogo a la segunda edición

Han pasado ya doce años desde que este pequeño manual salió a la luz por vez primera, por lo que una pequeña revisión empezaba a ser algo conveniente. Le doy las gracias a mi editorial por sugerirme esta posibilidad antes de reimprimirlo, porque ahora sabemos algunas cuantas cosas más, que mejoran este protocolo maravilloso y que pueden implementarse para resolver el estancamiento biliar derivado de la formación de residuos o «piedras» dentro del sistema hígado-vesícula.

Recuerdo mi intenso ritmo de trabajo en el blog de la limpieza hepática, desde el que procuré difundir lo más posible esta increíble herramienta terapéutica por todo el mundo, hasta que alcancé finalmente una increíble expansión en nuestro idioma, impensable para mí en aquel 2008. El blog de la limpieza hepática obtuvo millones de visitas, por lo que un par de años después nacería este libro. Tras contestar noche tras noche a las docenas de correos que me entraban para hacerme consultas, decidí reunir toda la información que tenía para escribir un resumen del procedimiento que respondiera a los practicantes de la limpieza hepática acerca de todo aquello que el libro de Andreas Moritz no explicaba y que tenía que ver generalmente con el protocolo y sus efectos secundarios.

El libro de Moritz que inicialmente seguí apenas hablaba de cómo realizar la limpieza con garantías, y esta era la razón por la que mucha gente no se atrevía a llevar a cabo la limpieza del hígado y aún menos de la vesícula. Fue precisamente eso lo que me animó a crear el blog porque era lo que más dudas generaba siempre entre los interesados. Un tiempo después, decidí reunir todo lo que sabía para escribir un pequeño texto que complementase el gran libro de Andreas Moritz (*La limpieza hepática y de la vesícula*, Ediciones Obelisco), y así surgió el que tienes entre manos.

Antes era un complemento, pero ahora la presente edición va más allá e incide no solo en la puesta en práctica del procedimiento, el protocolo de actuación y la corrección de los posibles efectos colaterales, sino que aporta muchas ideas para incrementar y restablecer la salud a todos los niveles. Por eso, siempre digo que ambos libros no compiten en absoluto, sino que se complementan, pues yo añadí todo lo que Moritz no contó, y que era necesario saber, de un procedimiento que realizamos en nuestro domicilio. Y ahora se presenta como un compendio de salud integral que incluye muchos otros temas. He añadido datos dietéticos relevantes, como son los batidos verdes crudos y algunas pocas plantas para el hígado. También hablo de la importancia de tomar agua de mar para alcalinizar el organismo, entre otras cosas muy interesantes, como son los enemas de café.

Todo ello y más lo encontrarás en esta nueva edición, revisada y ampliada, que espero que te facilite tu labor a la hora de eliminar los residuos biliares de tu sistema, los cuales terminan por provocar no solo cólicos, sino múltiples enfermedades, incluido el temido cáncer de páncreas, porque la realidad es que el hígado afecta absolutamente a todo el organismo.

Espero que la limpieza hepática te resulte muy útil de llevar a cabo a partir de ahora y que tengas siempre a mano este libro cuando necesites realizarla. Esta es una herramienta terapéutica de primer nivel que te ayudará a que tu limpieza interna sea mucho más eficaz cada día, porque la salud es siempre limpieza interior, y esta se consigue mediante la depuración de los órganos y sistemas de todos sus restos metabólicos. Dame un sistema para limpiar el organismo por dentro y te devolveré la salud: es mi lema. Bien, pues eso y no otra cosa es la limpieza hepática. Aquí la tienes.

CARLOS DE VILANOVA
22/02/2022

Introducción

L a limpieza hepática (LH) es una terapia natural que tú mismo puedes llevar a cabo fácilmente en tu casa durante un fin de semana, sin necesidad de terapeutas. O, mejor dicho, puedes realizarla en medio fin de semana.

Mi propia experiencia en este particular vino derivada de una intoxicación por setas en un restaurante: fue la necesidad de curarme lo que me llevó a encontrar la LH, que consiguió sacarme de una situación hasta ese entonces irreversible. No podía digerir nada y estaba sumido en una intensa fatiga crónica. Sobrevivía con el cuerpo entumecido y dolorido, mientras el virus de Epstein-Barr y el estreptococo campaban en mí a sus anchas, hasta que encontré el modo de limpiar mi hígado en un libro novedoso pero casi desconocido. Siguiéndolo, después de tres limpiezas pude volver a mi trabajo. No estaba aún completamente recuperado, pero había encontrado el camino de salida del túnel después de siete meses de baja laboral, tras visitar docenas de médicos y naturópatas que no pudieron resolver mi problema. De ahí provino mi entusiasmo por la LH y mi afán por difundirla al máximo.

La limpieza de hígado y vesícula es una cura facilísima y natural, y sus resultados son asombrosos, como muchos practicantes están testimoniando en todo el mundo. En esta era de Internet, se difunden y extienden las experiencias de los limpiadores, con resultados desiguales pero casi siempre benéficos, cuando no espectaculares. El blog de la limpieza hepática nació con esa finalidad a principios de 2008 cuando no existían datos de ningún tipo sobre este procedimiento en Internet, y ha ayudado a muchos interesados —que temían llevarla a la práctica— a la hora de conocerla y seguirla con garantías.

Afortunadamente, ahora la situación ha cambiado bastante y la LH es muy conocida y valorada por los amantes de la salud natural, que reconocen sus virtudes y su eficacia regeneradora. Corregir el colesterol elevado y el hígado graso es una mínima parte de lo que la LH puede hacer por nosotros. De hecho, el hígado puede hacer casi milagros por nuestra salud aunque para mí quizá el auténtico milagro sea haber aprendido fehacientemente el hecho de que todos podemos limpiar el hígado por dentro y también la vesícula.

En estos tiempos de prisas y estrés, tenemos demasiada información para procesar y poco tiempo para leer, por lo que confío en que esta guía sirva de introducción a las bondades de la LH e incluso de la salud natural en general. Ese fue el planteamiento de su origen, y espero que no os defraude. Si quieres profundizar en un estilo de vida y una dieta correcta y equilibrada para evitar los problemas hepáticos y de salud en general, te recomiendo leer mi libro *La dieta hepática* (Arcopress Ediciones), donde explico más a fondo las causas de la formación de los cálculos biliares y la obstrucción hepática que provocan. En él ofrezco lo que yo considero que es la dieta ideal, todo ello sin apartarme un ápice de la oficialidad dietética, aunque sí matizando sus múltiples lagunas e incongruencias. Y lo hago presentando docenas de artículos científicos que avalan mi postura de llevar una dieta más «rica» en grasas (pero no cetogénica) que la actual, con un aporte del treinta y cinco al cuarenta por ciento de la energía diaria procedente de ellas. También hablaré un poco de esto aquí, pues por sí mismo ese estilo de dieta evitaría la aparición de las obstrucciones hepáticas y las piedras vesiculares.

La limpieza hepática no es algo nuevo. Se practicó en todas las culturas ancestrales, que se sirvieron siempre del aceite como el mejor depurativo interno. Lo novedoso fue incluir las sales de Epsom, y esto lo realizaron los médicos a principios del siglo XX en la clínica Lahey de Boston, porque comprobaron que el sulfato de magnesio que estas sales inglesas contienen relajaba el músculo liso que conforma los conductos biliares.

Esta magnífica propiedad del magnesio para actuar sobre el colédoco es provocada por su capacidad para relajarlo en caso de espasmo o contracción debido a una obstrucción. De este modo, aquel viejo procedimiento

natural a base de aceite pasó a ser de uso médico durante años con el fin de limpiar y vaciar las vesículas. Y todo
ello sucedía mientras el *informe Flexner*, encargado por la
familia Rockefeller, cerraba universidades y perseguía las
terapias naturales para finalmente secuestrar los estudios
de medicina estadounidenses bajo la excusa de la adhe-
sión a nuevos protocolos basados en la evidencia científica, que hoy sabemos que son totalmente interesados y en
gran medida falsos cuando se fundamentan en la errónea
teoría microbiana de Pasteur. Ahora vemos claramente
que fue para poner la universidad al servicio de las grandes corporaciones químicas y farmacéuticas, propiedad
de ese magnate *illuminati*.

Mucho ha llovido desde entonces. Mientras tanto,
por esa razón los procedimientos naturales fueron pasando progresivamente al rincón del olvido forzoso, para ser
suplantados por tecnología quimicofarmacéutica que no
cura y que solo silencia los síntomas. Sin embargo, algunas de aquellas terapias, como la limpieza hepática, hoy
se están recuperando para el conocimiento sanitario general, al igual que sucede con el consumo de agua de mar
(diluida), preconizado por el sabio francés René Quinton,
o con los enemas de café del doctor Gerson, desarrollados
también en la primera mitad del pasado siglo xx. Todos
ellos colaboran en su conjunto con las enormes posibilidades de esta maravillosa terapia de limpieza interna, que
se está revelando imprescindible entre todos los especia-
listas en terapias naturales.

Pero, como sucede con todo, la LH tiene algunas contraindicaciones. Si tienes problemas de coagulación o bien problemas renales, no es recomendable que la hagas. Te sugiero que leas el apartado del magnesio en este libro (página 197) y busques un buen terapeuta que te asesore o incluso un médico. Si eres diabético deberás vigilar estrictamente tu nivel de azúcar durante la realización de la limpieza. En todo caso, si dudas, consulta a un buen médico o especialista y consigue toda la información que puedas al respecto. Busca hablar con quien practique la LH, porque pocos médicos entienden de limpiar el hígado, ya que ni siquiera entienden nada de salud natural por lo regular. La inmensa mayoría aún siguen creyendo aquello que les enseñaron en la facultad acerca de los microbios, los antibióticos y las vacunas, basado en las teorías falsas de Pasteur con respecto a los gérmenes. Pero *la verdad es la verdad, la diga Agamenón o su porquero*, y hoy la teoría microbiana está en total descrédito entre los terapeutas más avanzados en materia de salud. Y ello, lamentablemente, está fuera de la medicina oficial. Por eso, te recomiendo leer a fondo este libro, que te aportará datos interesantes a la hora de tomar una decisión aunque después nunca la lleves a cabo. Se escribió para facilitarte tomar esa decisión.

Ajustarse al protocolo y tener la precaución de beber suficiente agua, antes y después de la LH, nos garantizará que no desencadenemos más problemas de los que ya teníamos. La toma de sales de Epsom, que son laxantes, provoca una súbita deshidratación orgánica que debe compensarse rápidamente o podemos obtener resultados contraproducentes. Está explicado a lo largo de este libro y reiterado por activa y por pasiva en el blog, debido a que observo que **la falta de agua** en el organismo es casi siempre el origen de los casos que se complican y de las molestias que me describen tras la LH.

Comprender que la LH es un PROCESO es fundamental, pues esto nos ayudará cuando sobrevengan o reaparezcan los síntomas adversos habituales o cuando se desencadenen las *crisis curativas* que propician la recuperación final de la vitalidad y la energía. Y es un proceso que puede conllevar docenas de limpiezas, incluso años de progresiva mejoría, a veces con recaídas que hay que saber entender y manejar. Se trata de tener claro *para qué* lo hacemos y *por qué pasa* lo que pasa. De ahí la necesidad de contar con un buen asesor naturista a la hora de llevar a la práctica nuestra limpieza interna. Algunos se han asustado y han abandonado precipitadamente las limpiezas, justo cuando han removido un poco el volumen de depósitos sedimentados dentro de su hígado, provocando así toda una serie de síntomas por ocluir en parte la circulación intrahepática de la sangre y el flujo biliar.

Conozco casos incluso de crisis de pánico tras alguna limpieza, que son debidas a la evacuación emocional que también se produce durante la LH. El hígado es un órgano cuyos cauces internos han sido bien asentados durante muchos años, y la súbita remoción de sus sedimentos puede provocar casi un alud de síntomas diversos e individuales, debido a un progresivo *corrimiento de tierras* interno o movimientos dentro de la *cantera*, como los denomino yo.

Los resultados son siempre individuales, es decir, están siempre en función del estado interno de ese hígado en particular. Evidentemente, limpiarlo nos garantizará mejores condiciones de salud en el futuro y evitará los problemas que nos aguardan a la vuelta de la esquina. Pero hay que saber comprender todo esto, o podemos asustarnos y suspender el proceso de limpieza, precisamente cuando mas falta hacía continuarlo. Conozco varios casos de este tipo, y aunque comprendo sus temores, no comparto esta retirada antes de tiempo.

Por estas razones es mejor que nos asesoremos bien antes de emprender la limpieza del hígado y que, en todo caso, la lleve a cabo solo quien sienta que realmente la necesita. Para eso se ha escrito este libro, para facilitar esta decisión individual, con las máximas garantías de conocimiento. A cada uno le llega su momento a la hora de realizarla y es importante que más y más gente sepa que puede limpiar a fondo su hígado para mejorar su salud general.

Durante los últimos doce años me he realizado personalmente más de cuarenta limpiezas. Muchas fracasadas o poco eficaces, pero he seguido adelante, investigando y comprobando todo lo que funcionaba y lo que no, para después poder recomendarlo o desaconsejarlo en el blog. Nada de lo que se dice aquí es gratuito o casual, pues ha estado sujeto a experimentación contrastada con resultados. Miles de personas me han escrito para contarme sus experiencias siempre interesantes o bien referirme sus problemas, de los que han mejorado a veces de modo espectacular.

Ahora bien, no hace falta que todos hagamos ese número de limpiezas tan elevado: piensa que si tienes que hacer mas de diez o doce, el problema puede estar en otro lado (falta de vitaminas o minerales, inflamación crónica, etc.). Actualmente realizo una sola limpieza hepática al año para evacuar los restos que inevitablemente se acumulan en el laboratorio hepático, y lo hago en otoño o primavera.

Quiero dar las gracias especialmente a Eva M. Rivas, de Herbodietética Eva, en Narón, porque fue la primera que me habló de esta técnica allá por noviembre de 2007. También a Andreas Moritz,[*] autor del libro que lo cambió todo en esta materia, y a la doctora Clark,[**] porque han sido los máximos difusores de esta terapia a nivel internacional y son de quienes aprendí la cura. En realidad, tampoco son ellos sus creadores pues la LH procede de la noche de los tiempos, del antiguo gremio herbolario ancestral, aunque fue actualizándose con los tiempos hasta aparecer como si fuera una terapia nueva. Moritz añadió el ácido málico para reblandecer los coágulos de bilis que

---

[*] Andreas Moritz, *La limpieza hepática y de la vesícula*, Ediciones Obelisco, 2006.

[**] Doctora Hulda R. Clark, *La cura para todas las enfermedades*, Edic. Dr. Clark Research Association. San Diego, CA, 1995.

se hallan en la vesícula y que denominamos piedras, y yo añado también ahora la lecitina de soja para suavizar más aún esos cálculos. El doctor Sutter desde su foro en Curezone.org recomendaba el refresco de cola para facilitar la ingesta y la digestión, y tras probar a incluirlo comprobé que era una magnífica opción que facilitaba mucho la toma del menjunje.

Finalmente, mi agradecimiento por su trabajo al doctor Gerson,* que demostró las bondades de los batidos verdes crudos y la importancia de los enemas de café para limpiar el hígado desde el recto. Esto último lo aprendió de las enfermeras que durante la Primera Guerra Mundial hacían un uso compasivo del café rectal con los soldados heridos, a falta de morfina.

A pesar de sus ventajas, el auge de la cirugía —sobre todo por el rendimiento económico que esta produce—, terminó por arrinconar la limpieza de la vesícula, hasta llegar a eliminarla para siempre de las clínicas estadounidenses. Pero fue rescatada del olvido a mediados del pasado siglo por los naturópatas norteamericanos, que tras probarla en sí mismos y anotar los beneficios en su salud, la recomendaron a otros enfermos. De esos naturistas se nutrieron Clark y Moritz para hacernos llegar su mensaje acerca de cómo limpiar el hígado y la vesícula, y nosotros ahora lo ofrecemos de nuevo al mundo para que nunca más se pierda.

---

* *La terapia Gerson*. Charlotte Gerson y Morton Walker. Ediciones Obelisco, 2011.

Opino que con la LH se puede incluso curar la hepatitis C, pero para ello hay que limpiar antes bien el hígado y potenciar así el sistema inmunitario, como demuestra el libro *Curado de la hepatitis C*, cuyo autor[*] se benefició de ello principalmente mediante las limpiezas hepáticas que realizó intensivamente. Pero no solo eso: además, y como verás, se pueden corregir y curar muchas otras enfermedades relacionadas con el funcionamiento del hígado.

---

[*] Johnny «el Delirante», *Curado de la Hepatitis C*. AuthorHouse Publishing, 2009.

Primera parte

Limpiar la vesícula

La vesícula es una bolsa con forma de pera, que cuelga del conducto que sale del hígado, el conducto hepático común. Su fin es acumular la bilis que el hígado fabrica diariamente en cantidad de hasta más de un litro, aunque algunos autores actuales hablan de seiscientos mililitros, lo que supone una bajada notable de la medida. Cuando, por diversas razones, la vesícula se llena de sedimentos que llamamos piedras o cálculos biliares, el volumen fabricado disminuye progresivamente y comienzan una serie de problemas digestivos y de salud en general. Pero antes de que aparezcan cálculos en la vesícula, han estado formándose en el hígado durante años.

Muy poca gente tiene piedras en la vesícula si comparamos su número con el de aquellos que las tienen en el hígado. Podemos decir que la gran mayoría de los occidentales tenemos gran cantidad de restos duros, o coagulados, dentro del hígado. Y en algunos casos, estas piedras pasan además a la vesícula. Miles de personas pasan a diario por los quirófanos para operarse de esas piedras vesiculares, formadas por bilis seca, pero si tienen así de llena la vesícula, imagínate cómo estará su hígado. Efectivamente, está congestionado debido a estos restos coagulados, más incluso que la propia vesícula.

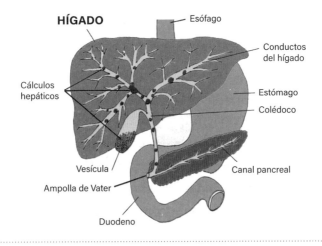

Esquema de un hígado con cálculos en sus canales internos, en la vesícula y a lo largo del colédoco.

Es obvio que si pudiéramos, de algún modo, expulsar las piedras de la vesícula no tendríamos que operar a nadie de esta, pues dicha operación merma mucho la calidad de vida, además del riesgo que supone una cirugía. El deterioro digestivo derivado de su extirpación siempre produce a la larga muchas consecuencias indeseables debidas a ese acto quirúrgico. Pero extraer la vesícula y permanecer en cambio con el hígado lleno de sedimentos no soluciona nada, pues el sistema digestivo será aún más ineficiente si cabe. ¿Por qué? Porque al retirar la vesícula, nos quedaremos sin el saco para acumular la bilis hepática, que es un jugo fundamental en el proceso digestivo correcto y en la salud en general.

La bilis o hiel es un líquido **alcalino**, de sabor amargo y color amarillento, secretado por las células del hígado o hepatocitos. Está compuesta básicamente de agua y colesterol, pero también contiene lecitina (un fosfolípido), pigmentos biliares (*bilirrubina* y *biliverdina*), sales biliares (*glicocolato de sodio* y *taurocolato de sodio*) e iones bicarbonato.

Las funciones más importantes de la bilis son:

- Degrada las grasas y permite su absorción. Por ello, es un elemento esencial de la digestión de las mismas.
- Ayuda a eliminar los tóxicos procedentes de la circulación del hígado y los procedentes del metabolismo hepático.
- Activar la digestión de las proteínas e hidratos de carbono (junto con los jugos pancreáticos).
- Depurar y limpiar los intestinos de gérmenes, cuando proliferan en exceso, promover una biota sana.
- Alcalinizar o tamponar (neutralizar) el ácido clorhídrico en el intestino, procedente de la digestión del estómago, el cual de otro modo nos quemaría el duodeno (úlcera duodenal).

El hígado fabrica cada día aproximadamente un litro y cuarto de bilis, pero la vesícula solo contiene habitualmente una décima parte. Es porque la condensa, restándole la mayor parte del agua que contiene, lo que deja un líquido gelatinoso muy fuerte y amargo. Cuando sale del hígado, el color de la bilis es amarillento, pero al concentrarse en la vesícula adquiere un tono verdoso intenso, con un gran poder digestivo debido a su alta concentración.

Si la composición de la bilis es incorrecta porque **no se toman grasas en la dieta**, no se bebe suficiente agua al día, se abusa de los carbohidratos refinados o se usan anticonceptivos y anovulatorios..., es muy probable que se aglomere y endurezca, formando los peligrosos cálculos biliares. Al tratar de salir estos cálculos por los conductos biliares es cuando se producen los dolorosos cólicos.

El fin de la vesícula, como decía, es acumular y concentrar la bilis, la cual se fabrica sin cesar en el hígado, para luego expulsarla cuando la comida llega al duodeno. Cuando extirpamos la vesícula abortamos este proceso para siempre, y la calidad de vida se resiente notablemente, como atestiguan muchos operados. Al no tener suficiente bilis acumulada para hacer la digestión (por no disfrutar ya de vesícula), los pacientes mutilados tienen que conformarse para sus digestiones con el gota a gota de bilis que sale en ese momento del hígado, que además es diez veces menos concentrada que la que se halla en la vesícula. La calidad de nuestra digestión depende en gran parte de la fuerza de esa bilis vesicular. Los que se operen quedarán, por lo tanto, con la digestión deteriorada para siempre e incapaces ya de restablecerla. No podrán excederse con nada y serán víctimas de un estado mórbido por indigestión crónica, lo que desembocará en numerosos procesos patológicos.

El cuerpo es un todo (*holismo*), y no tan solo una serie de órganos separados, pues todos actúan sobre todos. La bilis que continuamente fabrica el hígado, al no poder acumularse ya en la vesícula, goteará sin cesar hacia el intestino, lo que terminará por irritarlo e inflamarlo y dará lugar a diarreas crónicas, es decir, permanentes. Pero no solo eso: también se sufrirá inflamación del colon (o colitis), reflujo gástrico (acidez o hiperclorhidria), gases e hinchazón abdominal (meteorismo), disbiosis, etc. Además, el sistema óseo se irá descalcificando debido a que el calcio para ser absorbido requiere de la emulsión (o dispersión) de las grasas por parte de la bilis. A esto se le llama osteoporosis. No solo los minerales como el calcio se verán afectados, sino también muchos otros minerales y vitaminas que ya no se absorberán intestinalmente porque requieren de la presencia de grasas transportadoras que los conduzcan hacia el interior del organismo. De este modo, por falta de la preciosa bilis en un hígado colapsado o en ausencia de vesícula, se quedarán sin metabolizar todas las grasas alimenticias y se perderán por el tracto intestinal en lo que se conoce como heces grasas o esteatorrea. Grasa sin digerir.

La bilis es como un *detergente* que rompe las grasas y las emulsiona con agua gracias a la lecitina, lo que permite su asimilación intestinal. En su ausencia, las heces carecen de su color marrón característico y presentan un aspecto arcilloso, con tonos amarillo-mostaza (heces acólicas) o blancuzcos. Ofrecen también un aspecto grasiento y pegajoso, como *mantecoso*, lo que les impide progresar fácilmente por el colon (estreñimiento), y por ende cierran también el paso a los gases, lo que da lugar a cólicos intestinales por acumulación de gases. Pero es que además la bilis es una sustancia bactericida y su carencia provoca una excesiva putrefacción y/o fermentación intestinal. Esto produce un aumento de la hinchazón aérea intestinal, que colabora enérgicamente en la proliferación de bacterias nocivas —o flora patógena— como la candidiasis intestinal (*disbiosis intestinal* y *síndrome del intestino permeable o sobrecrecimiento bacteriano del intestino delgado [SIBO]*). Y por no hablar de otros tipos de gérmenes o de parásitos que pueden ocupar los intestinos, que son de muy difícil evacuación en ausencia de bilis.

Sin embargo, la LH combinada con el uso de agentes bactericidas naturales, como por ejemplo el *agua de mar*, el *aceite de coco*, el *magnesio*, el *extracto de semilla de pomelo*, el *MMS/CDS* o la *plata coloidal* pueden ayudar mucho a la hora de erradicar a todos estos agentes infecciosos. Se trata de alcalinizar el medio para debilitarlos y acompañarlo del uso de estos agentes protectores. Varias personas me han contado cómo han visto salir sus parásitos con la limpieza hepática e incluso me han enviado fotos. Esta contribuye sobremanera también a erradicar la perniciosa candidiasis intestinal, que después se propaga por el resto del organismo, especialmente si añadimos el protocolo de los enemas de café.

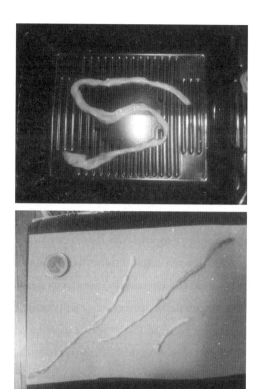

Cándidas, también llamadas cuerdas intestinales, moco, *worms*…, eliminadas con limpiezas hepáticas.

Por lo tanto, mucho cuidado con operarse de la vesícula.

La LH en muchos casos evita completamente la operación. Esto no quiere decir que sea para todos, porque si, por ejemplo, **la vesícula está dura y seca (vesícula**

esclerosada o en porcelana) no tiene ya capacidad para contraerse ni para eliminar sus depósitos acumulados durante años. Cuando está engrosada y dura, puede además estar calcificada e incluso necrosada. En ese caso, revelado por la ecografía, debe retirarse, pues su tejido ya no se regenera. Para salir de dudas pide que te hagan una ecografía de tu vesícula y del estado de su pared. Si está muy envejecida es mejor extraerla para no tener problemas si se rompe. Después de seis meses sin vesícula, podrán realizarse las limpiezas hepáticas de nuevo, en este caso para limpiar el hígado solo.

Cuando la vesícula contenga piedras calcificadas muy grandes, tampoco podremos eliminarlas fácilmente con la LH, especialmente si son de más de un centímetro de diámetro. Hay que ser realistas, y debemos procurar un buen diagnóstico previo del estado de nuestra vesícula mediante ecografías, antes de emprender la limpieza. Lo ideal es tomar durante un tiempo largo ácido málico y lecitina de soja que ablanden los grandes cálculos de bilis seca de la vesícula antes de proceder a expulsarlos con la LH. De ahí la importancia del diagnóstico ecográfico de su estado.

A veces, la vesícula está solo inflamada por el esfuerzo de eliminar los duros cálculos atrancados en su interior. En ese caso, cuando la vesícula está inflamada por el exceso de trabajo, podemos corregir esto hasta cierto punto con baños de asiento fríos y con frotación reiterada de la parte derecha del abdomen, sobre la zona vesicular, con un paño sumergido en agua fría. Más adelante podrás ver en los consejos y prácticas paralelos a la LH, los baños derivativos y la aplicación de la compresa derivativa, para así extraer el calor y rebajar la inflamación de los órganos internos. Después, si procede, tomando abundante ácido málico y lecitina, podremos llevar la limpieza a cabo, pero repito que es necesario saber primero si la vesícula está sana y funcional, que suele ser lo más habitual entre la gente joven y también de mediana edad. Si no lo hacemos así, los resultados obtenidos pueden chocar con los esperados, para terminar después acusando a la LH de situaciones que solo son culpa de nuestra ignorancia con respecto al estado previo de nuestra vesícula.

Afortunadamente, una gran mayoría de las personas con cálculos en la vesícula no los tienen calcificados, ya que se componen principalmente de colesterol (grasa) seco, lo que permite que el ácido málico de las manzanas pueda reblandecerlos para facilitar así su expulsión y dejar de hacer sufrir a la vesícula. Ahora sabemos que también la lecitina de soja ayuda mucho con esto, además de aportar un precioso fósforo al sistema nervioso. Ambos suplementos son imprescindibles durante una o varias semanas antes de realizar la purga. Pero cuanto más tiempo lleven las piedras dentro, o más grandes y duras sean, más difíciles de expulsar serán y más tiempo deberemos otorgar a estos dos ingredientes para que hagan su trabajo.

No faltará nunca quien te advierta del peligro de que se produzca una **pancreatitis** al eliminar los cálculos, ya que estos pueden obstruir el tramo final del colédoco, denominado ampolla de Vater (o ampolla hepatopancreática). Esta es la zona donde desemboca el conducto biliar común, procedente del hígado-vesícula, y se une allí con el del páncreas, para abrirse ambos al intestino delgado por la citada ampolla de Vater. El riesgo obstructivo, sin embargo, no es por hacer la LH, sino por el simple hecho de tener piedras en la vesícula. Es justo al revés: los que hacemos limpiezas hepáticas somos los que tenemos menor riesgo de cólicos e incrustaciones de este tipo, gracias al protocolo que, a base de magnesio, facilita la evacuación sin problemas.

Los cálculos biliares de aquellas personas que no saben cómo eliminarlos son precisamente los que pueden producir las pancreatitis o los ataques de vesícula, mientras que la LH es el único procedimiento que puede evitarlos. Quienes tienen piedras y padecen de cólicos biliares saben, a veces por propia experiencia, que estas siempre suponen un riesgo de desencadenar una pancreatitis, que es una inflamación grave del páncreas. Pero repito que el riesgo proviene del propio hecho de tener pequeños cálculos en la vesícula, los cuales pueden obstruir el colédoco al soltarse, y no la LH, que es precisamente lo que elimina este riesgo gracias al uso del magnesio.

Al hacer la LH según el método aquí recomendado los conductos se relajan (y dilatan) con el magnesio de las sales, mientras que el ácido málico y la lecitina de soja reblandecen poco a poco los cálculos para que salgan más fácilmente sin dolor por los conductos previamente relajados. Esto evita las obstrucciones en la eliminación y acaba de paso con el riesgo de padecer pancreatitis en el futuro, al ser eliminados progresivamente todos los cálculos del sistema hepático. Impedimos así que los residuos obstruyan los conductos de salida. Sin embargo, hay que tener en cuenta que si la acumulación de restos es importante, quizá sea necesario repetir en pocos días o semanas la limpieza, ya que estos restos comenzarán a bajar lentamente de nuevo por el interior de los conductos del hígado, pidiendo salir, y volverán a provocar síntomas, acaso más intensos. Por eso señalo que la LH es un proceso de descarga que debe durar varios meses a partir de la primera eliminación, hasta que el sistema quede limpio. Estos síntomas de congestión o empeoramiento se revelarán pocos días tras la primera o segunda limpieza. Recomiendo colocarse sobre el costado derecho para pasar la noche de la limpieza hepática porque de ese modo volteamos la vesícula sobre sí misma y facilitamos enormemente toda la expulsión de su contenido.

Por tanto, al revés de lo que los no iniciados creen, realizar la LH nos protege de los cólicos biliares y de las pancreatitis, especialmente cuando las piedras son pequeñas y duras, y pueden salir fácilmente con nuestro protocolo en una sola noche incluso, como ha quedado demostrado en numerosas ocasiones. Pero este es un riesgo que deberá asumir quien decida sacar los cálculos de la vesícula por su cuenta, aunque si sigue las instrucciones no debería tener problemas. Ha habido gente que ha expulsado incluso piedras mayores de un centímetro del interior de la vesícula, a pesar de que el colédoco solo tiene ocho milímetros de diámetro. De ahí la importancia del buen uso de las sales de Epsom, que facilitan y posibilitan todo esto gracias al relajante y liberador magnesio.

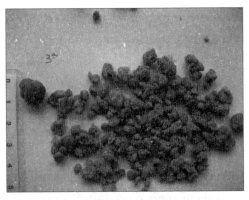

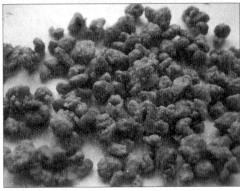

Para aquellos que tienen muchas piedras en la vesícula, puede ser **recomendable que tomen un poco más de medio vaso de aceite, es decir, sobre 150 cc** (en vez de los 125 cc del protocolo habitual para limpiar el hígado). Aunque quizá más importante que aumentar el volumen es el hecho de recostarse del lado derecho, porque da un resultado muy eficaz sin necesidad de tanto aceite.

Inicialmente, también se nos recomendaba tomar un litro de zumo de manzana al día durante la semana de preparación para la limpieza hepática. Es por el ácido málico que contiene, que fluidifica la bilis y reblandece los cálculos de colesterol. Pero a algunos pacientes crónicos con cólicos biliares repetidos, el mero hecho de empezar a tomar el zumo de manzana les puede aflojar y movilizar estos cálculos y por tanto aumentar la frecuencia de los ataques biliares. Hoy en día tampoco aconsejo tomar un litro de zumo de manzana al día para preparar la LH por varias razones además de la anterior, ya que se come el esmalte dental muy rápido (notarás sensibilidad al frío) y te deja sin dientes en poco tiempo.* Además, tomar zumo de manzana en exceso provoca gran fermentación e incluso diarrea; por eso es mucho mejor tomar **cápsulas de ácido málico** que venden en los herbolarios. Es incluso más barato que el zumo natural de manzana, aunque por supuesto podemos comer manzanas en la medida que deseemos para colaborar con el ácido málico.** Cuanto más verdes y ácidas, más ácido málico contienen, de ahí aquel refrán inglés*** de *una manzana al día mantiene lejos al médico.*

---

* Todos los ácidos disuelven el esmalte dental (vino, frutas ácidas, caramelos...), por lo que hay que ensalivar intensamente para neutralizar la acidez o mejor aún beber un trago de agua y enjuagar la boca al momento, para barrer los ácidos. Ver mi obra *El libro blanco de la salud dental natural* (Arcopress Ediciones, 2018).

** Se denomina málico por el término en latín *malus*, 'manzana'.

*** *An apple a day keeps the doctor away.*

Antes de operarse, el afectado debería hablar con otros operados para constatar su mejoría. Muchas veces, tal mejoría no existe, pues el hígado sigue aún colapsado por cálculos biliares. Considero que antes de pasar por el quirófano a retirar la vesícula, siempre se está a tiempo —y en la mayoría de los casos es preferible— de empezar con limpiezas hepático-vesiculares, y uno no debe operarse salvo que la vesícula esté seca o en porcelana. Consulta a tu médico si tienes dudas, pues los médicos de mentalidad más abierta empiezan ya a reconocer las ventajas de este método natural, e incluso me consta que se lo solicitan a sus pacientes cuando les vuelven con la vesícula vacía y limpia de cálculos.

Ciertamente, merece la pena intentar antes la LH, pues hay que tener en cuenta que la resección de la vesícula es de por vida y se trata de un procedimiento quirúrgico importante. Aunque dicen que tiene un riesgo pequeño, existen datos de mortalidad tras la colecistectomía, ya que si el cirujano se equivoca de conducto a la hora de seccionar el resultado puede ser fatal. Hay casos comprobados de que este es el error más común y peligroso a la hora de realizar la laparoscopia, debido a que una pantalla con imágenes en dos dimensiones puede inducir a error en el momento de cortar el conducto cístico de la vesícula y llevar a seccionar el colédoco en su lugar. Ello obligaría a una intervención urgente para abrir el abdomen y restaurar de nuevo el colédoco, lo que en muchas ocasiones resulta mortal. Al paciente no siempre se le explican suficientemente todos estos riesgos antes de la firma del consentimiento, ni tampoco las secuelas derivadas del hecho quirúrgico de la ablación de su vesícula.

Los pacientes con piedras en la vesícula fabrican escasa cantidad de bilis, y la vesícula la ocupan las piedras que allí se forman o que bajan desde el hígado hasta el punto de poder llenarla casi por completo. Por eso hay que vaciarla ocasionalmente con limpiezas hepáticas mensuales o bimensuales durante el primer año. Con cada limpieza hepática facultamos al hígado para fabricar más bilis y contribuimos también a llenar más la vesícula, a la par que arrastramos con ella poco a poco sus cálculos. Todo esto lo conseguimos con el proceso de la LH. Es decir, se trata de realizar una serie de seis u ocho limpiezas el primer año hasta completar así la limpieza de todo el sistema biliar que llevaba años colapsado y nos producía toda clase de síntomas que ahora veremos.

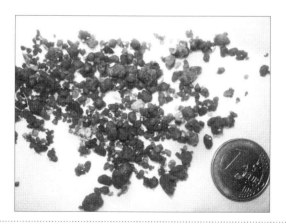

Cálculos extraídos del hígado de una persona que llevaba más de treinta años sin vesícula. Los blancos del centro de la imagen estaban calcificados y duros, a pesar de estar dentro del hígado.

¿Limpiar el hígado?

Se comprende fácilmente que la vesícula deba e incluso pueda limpiarse. Pero ¿y el hígado? ¿Por qué tenemos que limpiar el hígado?...

Pues porque los cálculos biliares en su interior son desencadenantes de numerosos problemas para la salud, como ahora veremos. Podemos decir que, de alguna forma, la medicina está fracasando con este complejo órgano, pues los análisis clínicos tan solo miden su grado de **deterioro celular** y no su capacidad de funcionamiento, su rendimiento por así decirlo. Por tanto, mucho menos contemplan la posibilidad de que también se pueda limpiar para obtener un rendimiento óptimo.

El hígado es un órgano de color marrón rojizo, con forma semiesférica. Es el órgano interno más grande del ser humano y pesa un kilo y medio aproximadamente. Está dividido en dos lóbulos, y en su interior se procesan los nutrientes que llegan procedentes del filtrado de los intestinos por la vena porta. Almacena el excedente de azúcar en forma de glucógeno, el cual podrá volver a transformar en azúcar cuando disminuya el nivel de este en sangre. No solo eso, también fabrica proteínas plasmáticas, desintoxica el cuerpo de sustancias nocivas, fabrica bilis, da calor a la sangre y desintegra la grasa que él mismo también fabrica (colesterol), entre otras muchas funciones.

Cuando el hígado está lleno de toxinas o sedimentos que lo congestionan, es muy fácil que se infecte y enferme, pues los gérmenes y bacterias crecen en la basura, allí donde sea que esta se acumule. Eso y no otra cosa es una hepatitis. Pero un hígado atascado también puede alterar otros sistemas orgánicos próximos, pues al impedir el flujo biliar y sanguíneo a su través, se van mermando cientos de funciones vitales que realiza para dichos sistemas.

En inglés, al hígado se lo denomina *liver* ('el que da la vida'), y ciertamente es el órgano que da no solo la vida, sino también la vitalidad. El problema es que la medicina descarta —y sobre todo desconoce— la importancia de estos residuos tóxicos coagulados en su interior. Por esta razón, muy pocas personas reconocen la imperiosa necesidad de limpiar su hígado ocasionalmente ni tampoco comprenden la importancia de hacer esta cura varias veces en la vida al menos. Pero los antiguos sí que lo sabían y por eso realizaban purgas ocasionales con aceite.

En realidad, todo enfermo crónico debiera ser consciente de que su hígado está necesariamente colapsado por los residuos generados por su metabolismo, los cuales se amontonan en ese órgano a lo largo de su vida. Generalmente, son los perniciosos hábitos dietéticos —más que la predisposición hereditaria— lo que les provoca estos cálculos biliares que obturan parcial o totalmente los conductos intrahepáticos, ocasionando un complejo conjunto de síntomas en todas direcciones.

Imagina ahora tu cuerpo como si de un automóvil se tratase. Un automóvil, al que nunca le has hecho el mantenimiento de sus sistemas, como el filtro de aceite, etc., pronto andará a trompicones, consumirá mucho más de lo debido, irá petardeando y un buen día sin duda se detendrá. Lo puedes llevar entonces al mecánico, pero como este no advierta la necesidad de limpiar los filtros no solucionará tu problema. El auto falla exactamente igual que tu hígado, o sea, por un acúmulo de residuos que impide su normal funcionamiento.

No te lo dirán en los medios oficialistas, pero la salud es limpieza interna de los órganos, tejidos y vasos sanguíneos del cuerpo. Todas las enfermedades sobrevienen mayoritariamente por obstrucciones (trombos, cálculos, tumores, coágulos...) normalmente generados por la **intoxicación o toxemia** orgánica provocada por un estilo de vida antinatural. Este estado tóxico inadvertido y previo es lo que produce las inflamaciones, las infecciones y los atascos que caracterizan a todas las enfermedades.

Verás, cuando el filtro hepático está obstruido, la circulación sanguínea y linfática se estancan, se detienen, impidiendo la autodepuración habitual que realizan hacia el exterior. Luego, y por consiguiente, empiezan a acumularse por todos lados los depósitos tóxicos. Como la sangre, transportadora de metabolitos procedentes de la digestión, no es capaz de atravesar fácilmente la congestión del hígado, retrocede y se estanca, como si fuera una represa o embalse. Con el tiempo da lugar a las molestas hemorroides o a problemas en la circulación sanguínea de la mitad inferior del cuerpo (varices).

Toda la sangre procedente de la mitad inferior del organismo y del abdomen debe atravesar el estrecho paso del hígado que es la vena porta, siguiendo su camino hacia el corazón, que la bombea y succiona hacia la parte superior para oxigenarla. Pero estos residuos del interior del hígado impiden su flujo normal y causan el citado estancamiento, con la aparición de varices en piernas, esófago y recto (hemorroides), así como pies fríos y molestias varias. Todo ello por la simple congestión del hígado por cálculos biliares.

Es como ponerle un peaje a la circulación en mitad de la autopista, con una sola cabina de pago. El tráfico que circula por ella se irá acumulando en hilera, hasta que se colapse todo el sistema viario. Lo mismo sucede con la sangre en el estrecho peaje del hígado, porque si no hay una circulación fluida a través de este órgano, no puede haber nunca salud. Y este atasco también obligará a un mayor esfuerzo de succión al corazón para atraer la sangre desde el hígado. El sobresfuerzo del corazón durante largos años terminará por producir afecciones cardiovasculares como un crecimiento (hipertrofia) de cavidades o arritmias, al mantener crónico este duro peaje sobre el músculo cardíaco.

Por otra parte, el estancamiento circulatorio derivado de la congestión hepática termina por generar, a su vez, una obstrucción del sistema linfático, que es algo así como el sistema de drenaje o alcantarillado del cuerpo. Esto da lugar a edemas linfáticos, linfomas, fibromialgia o síndrome de fatiga crónica, entre otras muchas afecciones, que no tienen cura si no se limpia a fondo el hígado.

Finalmente, todo este panorama de intoxicación orgánica progresiva, en caso de no resolverse mediante alguna forma de curación holística que comprenda globalmente este problema, conduce necesariamente al cáncer. La acumulación de tanta basura alrededor de las células hace que estas se asfixien porque ni los nutrientes ni el oxígeno las alcanzan. No se verá facilitada la excreción de los residuos intracelulares, tal como demostró el premio nobel de Medicina y Fisiología Otto H. Warburg.* En su

---

* Doctor en Medicina y en Química, el premio nobel de Fisiología, Otto Warburg, fue durante muchos años director del Instituto Max Planck. Afirmaba en sus obras *El metabolismo de los tumores* y *Nuevos métodos de fisiología celular,* que el cáncer se origina por un debilitamiento de la «respiración» de las células, lo que provoca su asfixia. Esto causa una gran fermentación, y el resultado es el incremento de la acidez orgánica (disminución del pH) a nivel celular, siendo precisamente esto lo que da lugar a la alteración del ADN celular.

intento por sobrevivir sin oxígeno, las células orgánicas se volverán medio anaerobias (no requieren oxígeno) y mutarán para obtenerlo a través de otra vía metabólica del ciclo de Krebs. Es decir, obtendrán el oxígeno del medio que las rodea, que es muy ácido, mediante la glucolisis del azúcar (carbohidratos). Pero este mecanismo de supervivencia y de emergencia no se puede prolongar en el tiempo porque degenera la replicación celular progresivamente, altera el ADN y provoca finalmente que se repliquen sin control. Es lo que conocemos como cáncer. El cáncer es un estado defensivo a la espera de una depuración orgánica, y no el estado fatídico que nos han contado. La solución es limpiar a fondo los tejidos y que el oxígeno llegue de nuevo a todos los tejidos y capilares, lo que en naturismo se llama limpieza interna.

Desde el habitual ámbito médico-farmacéutico se confunde este esfuerzo defensivo que es el cáncer con un ataque del organismo hacia sí mismo, ¡como si el cuerpo se dedicara a atacarse a sí mismo! La gran mayoría de los médicos consideran equivocadamente que hay que matar a estas células *rebeldes* con quimioterapia y radioterapia. Eso es lo peor que se puede hacer porque reduce aún más la capacidad de autodepuración.

Resulta fácil echarle la culpa al propio cuerpo, que se ha vuelto loco, cuando no comprendemos su funcionamiento ni sabemos tratarlo adecuadamente para que se recupere por sí mismo. Pero en realidad somos nosotros los que lo estamos atacando a él con nuestros despropósitos, mientras se defiende del exceso tóxico con que lo ahogamos. En realidad, todo lo que hay que hacer para recuperar la salud en casi todas las dolencias, **es limpiar los órganos, tejidos y plasma** en que se bañan las células orgánicas, es decir, eliminar bien todos sus residuos metabólicos. Al devolverles el oxígeno y los nutrientes saludables —lo cual es en gran parte función del hígado—, las células recuperan su normal funcionamiento, y con este la salud. El cáncer, como la mayoría de las enfermedades, es debido a la intoxicación orgánica crónica, que se desarrolla y mantiene en gran parte por un hígado que no filtra ni elimina bien durante años y años. Pura lógica.

La medicina natural se dedica a esto, a limpiar, pero ahora, además, sabemos que podemos mejorar mucho el estado de nuestros tejidos internos con la puesta en práctica de la limpieza hepática. Si crees que lo necesitas, puedes probar esta cura tan sencilla y natural, porque en poco tiempo comprobarás su eficacia progresiva. Ya he dicho que cuando abundan los sedimentos en el interior del hígado, decae su rendimiento, no solo digestivo, sino también metabólico. Entonces, habitualmente se le echa la culpa al estómago, los intestinos, la piel, el sistema inmunitario, el corazón, el páncreas y un largo etcétera. Pero estos son solo órganos diana, es decir, los perjudicados por el estado de congestión del hígado. No son los culpables, ni la raíz del problema está ahí, sino que debemos ir a la causa o foco donde se origina todo. La dieta y el estilo de vida perjudican al hígado y este luego afecta al resto del organismo.

Un hígado graso es precisamente un hígado que está lleno de cálculos de grasa —colesterol—, por cuya razón funciona con muy bajo rendimiento. El colesterol no es exactamente una grasa, sino más bien una especie de cera-grasa, que se puede endurecer dentro del hígado cuando el yang o fuego hepático decae y se seca en el interior de sus conductos. Como este órgano no puede eliminar fácilmente esta grasa seca sin ayuda de una dieta correcta, la acumula hasta que rebosa todo por dentro y empiezan a estallar sus células, los hepatocitos. Llenas de colesterol, las células hepáticas se engrosan de tal modo que terminan estallando literalmente. Así, liberan a la sangre unas enzimas llamadas *transaminasas*, que se analizan en laboratorio y que sirven para diagnosticar su estado más o menos patológico, agudo o crónico en el tiempo. Las transaminasas delatan su estado actual pero no sirven para evaluar el rendimiento del hígado ni su capacidad de trabajo o función. Y es que mucho antes de que aparezcan elevadas las transaminasas, el rendimiento hepático estaba ya por los suelos...

Un hígado que está limpio y lozano ¡es una máquina de quemar grasas!, lo que no podía ser de otra forma. En cambio, un metabolismo perezoso, con obesidad y linfatismo, se debe siempre a un estado semiagónico previo de este órgano, aunque esto no se revele aún en los análisis de enzimas hepáticas en sangre.

Pero antes de volverse patológico, el hígado pasa por otras muchas etapas intermedias, con síntomas muy difusos y sibilinos, que demuestran su incapacidad para enfrentarse a los retos que le corresponden, y nos creará muchas molestias que atribuimos a otros órganos. Por eso, realmente podemos decir que **en la raíz de casi todas las enfermedades está el «silencioso» hígado**. El hígado es ¡el gran olvidado de la medicina! O, mejor dicho, es el gran desconocido, pues sin manifestarse en los análisis puede estar en insuficiencia crónica, «amargándonos» la vida debido a su mal funcionamiento, aunque serán siempre otros sistemas orgánicos los que carguen con sus culpas. Mientras el hígado permanece asintomático, su disfuncionalidad repercute en el resto del organismo, esto es importante comprenderlo.

Y esta situación de congestión hepática sobreviene porque estos cálculos o piedras prácticamente pasan desapercibidos para la medicina oficial, ya que hasta ahora nadie sabía cómo sacarlos.

Síntomas de un hígado colapsado:
- Alergias.
- Anemia, debilidad.
- Candidiasis.
- Colesterol elevado.
- Colon irritable.
- Depresión.
- Desequilibrios del nivel de azúcar.

- Desequilibrios hormonales.
- Desmayos, mareos.
- Enfermedades autoinmunes.
- Estreñimiento.
- Exceso de calor orgánico y sofocos.
- Exceso o déficit de peso.
- Fibromialgia y síndrome de fatiga crónica.
- Heces blandas y diarrea.
- Hemorroides.
- Hinchazón abdominal y gases.
- Indigestión y retardo digestivo.
- Intolerancia a las comidas grasas.
- Ira y mal humor.
- Mente brumosa o nublada (niebla cerebral).
- Migrañas.
- Osteoporosis.
- Picazón en la piel.
- Piel amarilla.
- Problemas de visión.
- Retención de líquidos.
- Todo tipo de problemas metabólicos.
- Varices.

Normalmente, el hígado congestionado por cálculos no se detecta en las ecografías, porque sus residuos tienen la misma densidad que los tejidos hepáticos, ya que están formados hasta en un noventa y seis por ciento de colesterol. Cabe decir aquí que el ochenta por ciento de los cálculos biliares (cálculos mixtos y de colesterol) se componen principalmente de colesterol, que es una grasa cerosa fabricada por el hígado. Este tipo de cálculos, por tanto, resultan invisibles al ecógrafo, pues no reflejan las ondas y pasan por la pantalla como tejidos orgánicos, salvo que estén cristalizados en alguna parte con sales de calcio. Esto nos indica que hay un fallo diagnóstico en muchos casos.

El veinte por ciento restante de los cálculos son pigmentarios, es decir, están compuestos principalmente por bilirrubinato cálcico y contienen mucha menor proporción de colesterol, por lo que sí son fácilmente detectables.

La bilis no es otra cosa que *colesterol líquido*, merced a la presencia en ella de unos ácidos biliares que la mantienen así. Cuando escasean estas sales biliares en el fluido que sale del hígado, este tiende a espesarse o secarse. Beber poca agua diariamente, junto con otras razones de índole alimentaria y farmacológica, sedentarismo, etc., favorece también el estancamiento de la bilis, que se va endureciendo poco a poco dentro de los conductos. **Consumir poca grasa (o ninguna) en las comidas es otro de los perjuicios de la dieta actual, que ha llevado al colapso hepático y a la obesidad a muchas personas.** Esto da lugar a atascos puramente mecánicos de bilis que repercuten muy negativamente en la salud, por la sencilla razón de que detienen y estorban el flujo funcional hepático.

El hígado puede estar completa o parcialmente lleno de restos y sedimentos que paralizan su flujo y lo hacen congestionarse, mermándose así la fabricación diaria de bilis, la cual además decrece progresivamente con el tiempo. He visto salir *bancos de arena dorada* del interior del hígado que hacían de tapón a las propias piedras: es precisamente este tipo de residuos el más peligroso, por su tamaño y por su capacidad para obturar el páncreas y provocar la peligrosa pancreatitis. De esta manera, debido a su congestión, el hígado es incapaz de fabricar la cantidad de bilis que necesita para hacer frente a la digestión diariamente (aproximadamente un litro), por lo que grandes cantidades de comida a medio digerir avanzarán cada día por los intestinos, donde se fermentarán (carbohidratos) o se pudrirán (carnes), mientras se degradan y van intoxicándonos poco a poco. Este es un cuadro muy serio. Hay muchos enfermos que fabrican menos de un cuarto de litro de bilis al día, por tener un hígado atascado debido a los cálculos de colesterol. Como resultado de ello, muchos alimentos a medio procesar se alojan en el tracto intestinal, lo que deriva con el tiempo en una congestión progresiva del sistema linfático —que equivale a decir un «ensuciamiento» progresivo de la sangre— y conducen a una alteración del sistema inmunitario frente a tanta toxina. Ya he expuesto que la suciedad interna es la raíz de casi todos los males que aquejan al organismo y lo obstruyen.

De esta forma, cuando el laboratorio del cuerpo ve superada su capacidad de neutralización y excreción de toxinas, estas necesariamente se irán acumulando por los diversos órganos y sistemas del individuo. El hígado es la principal central de reciclaje y no se recuperará hasta que se revierta esta situación de obstrucción interna. Hasta que no se le practique un buen mantenimiento dietético y esté limpio por dentro, el hígado no podrá hacerse cargo de los residuos que le llegan de los demás órganos, de ahí la merma digestiva, la autointoxicación y también las posteriores enfermedades de todo tipo, como son las alteraciones metabólicas, intestinales, digestivas, linfáticas, inmunitarias, hormonales, cardíacas...

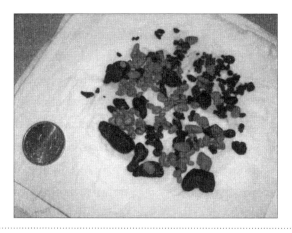

Cálculos mixtos (los más claros) y de bilirrubinato (los más oscuros) eliminados mediante la LH.

En resumen, el hígado repercute en todo el organismo, pues de alguna manera, es –en gran parte– el encargado de «fabricar» tu cuerpo. También se encarga de calentarlo, vitalizarlo y depurarlo. Es tan fundamental que, llegado el caso, se regenerará a sí mismo, pero solo si le damos la oportunidad de hacerlo, manteniéndolo siempre limpio y en buen estado. Por esas y otras razones, podríamos decir también que UN HÍGADO LIMPIO ES EL MEJOR MÉDICO QUE EXISTE. ¿No te gustaría contar con sus favores? ¿Puede haber acaso alguien mejor —o más sabio— que él, para recuperar las funciones orgánicas alteradas?

Siempre digo que *la naturaleza es la máxima tecnología para la salud*. Si facilitamos su labor mediante la limpieza ocasional de los residuos presentes en sus conductos, la *vix medicatrix naturae*[*] nos restablecerá la armonía orgánica poco a poco, pues esa es su función.

Sigue fielmente el protocolo de la LH para evitar riesgos derivados imprevisibles, pues cada persona es un mundo, así que no lo tomes a la ligera, ya que el protocolo ha demostrado ser eficaz y seguro si te ajustas a él. Fotografía las piedras y enséñaselas a tus conocidos, o a los que quieras ayudar, para que comprendan el proceso. Tendrás en ellas las pruebas palpables de tu mejoría progresiva. Las piedras que expulsamos se deben recoger con un escurridor de verduras para tal efecto y a continuación, después de hacerles una fotografía, puedes tirarlas, y así tendrás una referencia gráfica para comparar con futuras expulsiones. Si quieres conservarlas por un tiempo hay que mantenerlas en frío, o se derriten, dado que son principalmente grasa-colesterol. No las toques, están llenas de toxinas y bacterias.

---

[*] Fuerza curativa de la naturaleza.

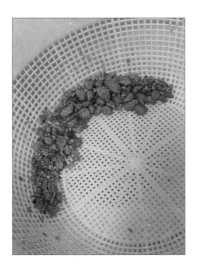

Algunas de las piedras que salen de la vesícula son duras porque están calcificadas, pero no todas las piedras de la vesícula son así, pues generalmente se componen tan solo de colesterol. Las calcificadas se diferencian por su color blanquecino y sobre todo porque son duras al tacto y suenan como canicas, aunque no se deben tocar sin guantes.

Las piedras de color verde guisante claro, considero que es probable que **se formen la misma noche de la limpieza** debido a la precipitación de las sales de Epsom + bilis + aceite. Antes de que los detractores lo dijesen, yo mismo fui el primero en cuestionarlo públicamente en mi blog. Pero ello no opaca en absoluto las virtudes de la LH, pues junto a estas «piedras verdes» recién formadas esa noche, se liberan también otras procedentes del interior del hígado o vesícula, que son las que nos interesa eliminar. Se las reconoce porque son de color amarillento-crema, verde oscuro, negro, blanco o incluso de otros colores debido a sustancias que pueden haber afectado al hígado (fármacos, tóxicos...). A veces algunas personas expulsan también parásitos.

Estas piedras recién formadas con los ingredientes de la LH ruedan poco a poco por el intestino cual bolas de nieve, agregándose unas a otras. Esto forma a veces auténticas pelotas verde claro que sorprenden por su tamaño. No han salido de ese tamaño, sino que se han formado esa noche y se han sumado unas a otras. No se deben confundir con las del hígado, que son todas las de otros colores. Esto pudimos comprobarlo mediante un inteligente experimento que realizó un vigués llamado Carlos, seguidor del blog de la limpieza hepática, que conjuntamente con el aceite ingirió un puñado de minúsculas semillas de amaranto. Por la mañana pudo comprobar, tras cortar las piedras por la mitad, que las semillas se habían conducido de dos modos: unas estaban adheridas por fuera a los cálculos de color verde oscuro, es decir, no se habían formado por la precipitación del aceite, y otras estaban por dentro de los cálculos verde guisante, es decir, sí se habían precipitado a partir de la ingesta grasa.

Aunque para los detractores de la LH nunca será suficiente nada de lo que se diga o demuestre, porque responden a otros intereses, para mí, sin embargo, la prueba concluyente es la mejoría sintomática que obtienen quienes la practican.

Soy de la opinión de que cuando no existe una liberación suficiente de bilis, por haberse vaciado esta antes de realizar la LH, o por no fabricar el hígado suficiente cantidad, no se forman las piedras verde claro o verde guisante. De hecho, a veces no sale ningún tipo de piedras (ni del hígado ni recién formadas) por esta misma razón —no disponer de suficiente bilis— o bien por hacer mal el protocolo o no acostarse sobre el costado derecho. Habrá que esperar a la progresiva liberación del hígado, y la recuperación de su funcionalidad, para que la bilis aumente y vayan saliendo también los cálculos alojados en el fondo de ese órgano. Hay casos de más de seis limpiezas sin eliminar nada, y en cambio a partir de esa cifra empezar a soltar montones de ellas, una vez que ha sido reblandecida la «cantera» allí alojada y cuando ha aumentado la presencia de bilis. Para ello, repito, es clave el ácido málico y la lecitina de soja para ablandar las piedras y luego también adoptar la postura de dormir sobre el lado derecho la noche de la limpieza.

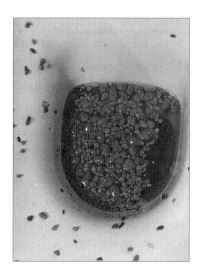

A todos nos gusta ver piedras en la primera limpieza, pero cuando no salen debemos saber que no es que la LH no haya funcionado, sino que se irán aflojando, liberando y desencajando progresivamente desde los conductos, hasta que en una limpieza cualquiera llegue la gran «suelta», incluyendo a veces la peligrosa «arena», que es un magnífico signo de progresión.

De esta manera, al eliminar las piedras de colesterol del interior de tu hígado los resultados de tus análisis van a mejorar. Los practicantes de la LH están equilibrando sus niveles de colesterol en sangre con solo unas pocas limpiezas. Tomar fármacos hipolipemiantes o reductores del colesterol (estatinas) provoca numerosos inconvenientes para el hígado y para otros órganos (altera el páncreas y sube el azúcar en sangre), pero no así la LH, que nos libra fácilmente y sin secuelas del colesterol excesivo en una sola noche. ¿Se puede pedir más por menos?

Es realmente sorprendente lo bien que te sientes cuando te curas tú mismo, en tu casa y de un modo tan fácil. Pero lo entenderás mejor cuando veas tus piedras en el recogedor y, sobre todo, la energía en tu cuerpo de nuevo cuarenta y ocho horas después. Por desgracia, habitualmente trasladamos la responsabilidad de nuestra salud a otras personas y solo damos valor a las terapias complicadas y artificiales. Más aún si son caras, lo que genera un gran intercambio económico en materia de salud, el cual no siempre está al servicio del que padece. En cambio, las terapias inocuas, pero efectivas, nunca son suficientemente valoradas por el escaso rendimiento económico que entrañan. Afortunadamente, los que llegan a este libro no piensan así...

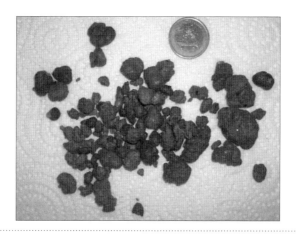

Cálculos biliares verde oscuro y marrones, lo que indica que proceden del interior del hígado.

El metabolismo hepático

Hay mucha confusión y controversia sobre el colesterol, incluso hay confusión entre los científicos que lo estudian. La gente habla y escribe sobre el colesterol como grasa que obstruye las arterias, pero esta idea de que comes algo, se mete en el torrente sanguíneo y obstruye tus arterias es simplemente falsa. Nada de eso está sucediendo ni remotamente.

Dariush Mozaffarian,
profesor en la Facultad de Medicina de la Universidad de Harvard

Al hígado en inglés se le denomina *liver*, que significa algo así como 'el que da la vida o vivifica'. No puede haber una descripción mejor. Si tu hígado falla, tu vida fallará en poco tiempo, y lo hará a todos los niveles. Muchas enfermedades tienen su origen ignorado en el hígado, pero difícilmente la medicina encuentra la verdadera causa inicial en él. Esta dificultad es debida a que su capacidad de resistencia es inmensa y a que está preparado para regenerarse a sí mismo incluso, pero los ataques a los que lo sometemos con el tipo de dieta basura actual terminan atascándolo, es decir, congestionándolo. Por eso te puedo decir que si no sabes bien lo que te pasa... ¡vigila de cerca a tu hígado!

El hígado trabaja conjuntamente con todo el organismo; no es solo el laboratorio de tu organismo, sino que literalmente es el motor de tu digestión y la calefacción de tu cuerpo. En él se generan miles de factores sanguíneos, hormonales, digestivos, nerviosos..., amén de otros muchos productos como la bilis, que nos permite digerir las grasas. Cada día, un hígado sano fabrica más de un litro de bilis, que es fundamental no solo para digerir las grasas, sino también para mantener el equilibrio en la flora intestinal, impidiendo la proliferación excesiva de hongos muy perniciosos como la cándida. En la actualidad, muchas personas que abusan de los carbohidratos refinados padecen de candidiasis aun sin saberlo, pues la bilis, cuando es suficiente, esteriliza a fondo todo el tracto intestinal, favoreciendo la flora benéfica y matando la inadecuada, como la cándida.

Además, el calcio y otros minerales se absorben con las grasas cuando estas son emulsionadas en forma de pequeñas partículas por la bilis y las enzimas pancreáticas, por lo que se deduce que si no tienes bilis y jugos digestivos suficientes no podrás asimilar el calcio de los alimentos. Asimismo, la bilis es la encargada de activar el peristaltismo del intestino grueso, por lo que cuando se genera de modo insuficiente desarrollarás estreñimiento, que es una disfunción grave por sus efectos sobre todo a medio y largo plazo.

Hay cientos de funciones orgánicas (más de quinientas) que le corresponden al hígado, las cuales aún no se conocen bien ya que es un sistema muy complejo. Sin embargo, poca gente sabe valorar realmente el trabajo de este órgano, como siempre sucede con todo lo que está bien hecho, pues simplemente nos resulta normal. Pero cuando el hígado se congestiona y entra en hipofunción, disminuye proporcionalmente su capacidad de trabajo y los síntomas se disparan por todo el organismo, y las enfermedades derivadas de su hipofunción se multiplican. El hecho de que los hepatólogos empiecen a alertar sobre la prevalencia increíble del hígado graso no alcohólico lo revela. Nuestra sociedad está enferma de obesidad e hígado graso, pero no es por consumo de grasas, sino de carbohidratos refinados, azúcar y refrescos.

Hace un tiempo, un titular* del periódico *El País* llamó poderosamente mi atención por inusual y por lo que supone de confirmación de todo lo que llevo años señalando:

LA DOLENCIA INVISIBLE QUE AFECTA A UNO DE CADA TRES ADULTOS

Los expertos alertan del infradiagnóstico de la enfermedad del hígado graso no alcohólico, que puede causar cirrosis y cáncer hepático. Suele pasar desapercibida en la mayoría de los casos. Es asintomática. Invisible y silenciosa a ojos del afectado y también del

---

* https://elpais.com/elpais/2018/06/12/ciencia/1528827769_886898.
html.

médico si no se busca a conciencia. Cuando empieza a mostrar su cara, ya está avanzada y no viene sola: la acompaña, en el mejor de los casos, una cirrosis incipiente. Se trata de la enfermedad del hígado graso no alcohólico, una dolencia relacionada con la obesidad y los hábitos de vida sedentarios y que afecta a uno de cada tres adultos, según las estimaciones que manejan los expertos.

La enfermedad del hígado graso no alcohólico (NASH en sus siglas en inglés) está vinculada a la acumulación excesiva de grasa en el hígado por causas ajenas al alcohol. «De cada diez hígados grasos que diagnosticamos, solo uno o dos son a causa del alcohol; el resto, no», aclara el médico de Vall d'Hebron.

Se desconoce el origen exacto del NASH, pero si algo tienen claro los expertos es que los factores clave que predisponen a esta enfermedad son la obesidad, la diabetes tipo 2, la hipertensión, el colesterol alto y otros trastornos relacionados con hábitos sedentarios. «Se inició un terremoto en los ochenta que era la obesidad y ha generado un tsunami que ahora vemos los hepatólogos: la prevalencia del hígado graso no alcohólico está en aumento», avisa Augustin. Tres de cada cuatro personas pueden permanecer asintomáticas toda la vida, pero el veinticinco por ciento de los pacientes con NASH desarrollará una cirrosis o un cáncer hepático, según los cálculos que manejan los expertos. «En el Reino Unido ya es el primer responsable del cáncer hepático y en Estados Unidos, la primera causa de trasplante de hígado», agrega el hepatólogo de Vall d'Hebron.

La acumulación excesiva de grasa en el hígado impide al órgano almacenarla y metabolizarla de forma adecuada. Las células del hígado «empiezan a sufrir», explica Augustin, y acaban muriendo, lo que produce una inflamación y daños en el órgano. Para combatir esas lesiones, el propio hígado genera mecanismos de cicatrización (fibrosis), pero ese tejido cicatrizado no puede hacer las mismas funciones que un órgano sano —es el encargado de limpiar la sangre y generar proteínas y nutrientes vitales—. El hígado empieza a fallar y puede poner en riesgo la vida del paciente. Los médicos alertan del infradiagnóstico que hay en torno al NASH. «La punta del iceberg» de una epidemia —advierten—. Por cada paciente que diagnosticamos, hay tres que desconocemos», apunta el médico de Vall d'Hebron. La detección es compleja porque la enfermedad es silenciosa y no se deja ver [...] «Creemos que el treinta y cinco por ciento de la población general tiene hígado graso no alcohólico y, de ellos, el veinticinco por ciento tiene una fibrosis importante con una cirrosis o una precirrosis. En la población diabética, entre el diez y el quince por ciento tiene hígado graso no alcohólico con estado precirrótico o cirrosis», avisa el hepatólogo. El uno por ciento de las cirrosis asociadas al NASH pueden derivar en un cáncer hepático.

¡Vaya, vaya! ¡Al fin se dan cuenta algunos hepatólogos de lo mismo que llevamos muchos años explicando algunos limpiadores hepáticos! El hígado se llena de piedras secas de colesterol, pero no por tomar grasas saturadas como ellos creen, SINO POR TODO LO CONTRARIO, ¡NO TOMARLAS Y, ADEMÁS, TOMAR MUCHOS CARBOHIDRATOS REFINADOS!

Y esto viene sucediendo no desde los años ochenta como dicen, sino desde los cincuenta y sesenta, por la falsa creencia de que las grasas nos engordan y por la inmensa promoción de los carbohidratos en la publicidad. Las harinas, panes, azúcar, pasta, *pizzas*, galletas, cereales... son alimentos muy baratos y rentables para el fabricante, mientras para el consumidor son fáciles de preparar y sabrosos. Lo peor: no nos provocan saciedad, nos engordan y producen cálculos, especialmente cuando no consumimos grasa suficiente en nuestra dieta diaria. Resumiendo, favorecen el hígado graso.

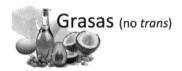

Grasas (no *trans*)

Carbohidratos refinados y azúcares

Grasas (no *trans*)	Carbohidratos refinados y azúcares
• Ayudan a bajar peso. • No forman grasa corporal. • Aumentan el metabolismo. • Sacian el apetito. • Reducen el volumen de alimentos ingeridos. • Disminuyen la inflamación en el organismo. • No producen enfermedades coronarias. • Mejoran el estado de los vasos sanguíneos. • Son muy sabrosas y sanas. • Reducen la glucemia y los picos. • Previenen la diabetes y la obesidad. • Previenen enfermedades neurológicas como el alzhéimer, la demencia, etc. • Alimentan el sistema nervioso y el cerebro. • Bajan el colesterol. • LIMPIAN EL HÍGADO.	• Se acumulan en forma de grasa corporal. • Aumentan la lipogénesis (formación de grasa visceral y subcutánea). • Aumentan el apetito, no sacian nunca. • Disminuyen el ritmo metabólico. • Favorecen el aumento de peso: obesidad. • Producen agotamiento del páncreas y síndrome metabólico (diabetes). • Acidifican el organismo. • Suben el colesterol. • CONGESTIONAN EL HÍGADO y lo llenan de piedras de colesterol.

Pero después, los médicos no saben cómo resolver ni CURAR este problema de hígado graso no alcohólico, una afección subclínica que sufre ya uno de cada tres españoles por llevar este tipo de alimentación baja en grasas y alta en carbohidratos refinados. Sin embargo, aquí aprenderás a revertirlo fácilmente, en tu propia casa, mediante la limpieza hepática y con una dieta que estimula el metabolismo hepático.

Su majestad el hígado

¿Has soñado alguna vez con disponer de una máquina aspiradora que extraiga y elimine el exceso de grasa de tu cuerpo?

Bien, pues esa máquina existe, y la tienes al alcance de tus manos, concretamente debajo de tu arcada costal derecha: es tu hígado. Créeme, no se puede tener salud sin tener un hígado sano. Y no se puede adelgazar tampoco sin contar con un hígado sano. ¿Por qué tan poca gente sabe esto? Es un tema que no interesa a los amos de la industria alimentaria y farmacéutica que, por cierto, son los mismos. La clave de la salud y del adelgazamiento está en este órgano olvidado, y por eso desconoces que tienes ya incorporada la mejor extractora de grasa sobrante.

El hígado no duele, no se queja, porque es muy sufrido y tiene una gran capacidad de autorregeneración: es el único órgano capaz de replicarse a sí mismo en parte. ¡Vuelve a crecer! Solo esto ya lo define como un órgano sin igual. Es el laboratorio orgánico más importante, y por él pasan la mayoría de las toxinas y venenos que entran en tu cuerpo, el cual deberá eliminarlos. Por eso, los tóxicos como el alcohol lo dañan especialmente, pero también los pesticidas, los solventes, las pinturas... Todas las sustancias químicas tóxicas atacan al hígado en su función, y muy especialmente los fármacos. A pesar de ser supuestamente beneficiosos, todos los fármacos degradan el trabajo del hígado: analgésicos, antiinflamatorios, antibióticos..., todos son depurados necesariamente por vía hepática y excretados después por vía renal e intestinal. El paracetamol, por ejemplo, es muy lesivo para el hígado, y a pesar de eso, muchas personas que desconocen esto consumen hasta tres gramos al día. Tomar paracetamol indiscriminadamente es muy peligroso para la salud, y una sobredosis puede fácilmente conducirte a un fallo hepático, es decir, a la muerte si no te hacen un trasplante de hígado urgente. No es una ninguna broma, lo estamos machacando constantemente con fármacos para paliar ciertos síntomas, los cuales tan solo nos revelan que estamos contraviniendo las leyes de la naturaleza.

Cuando tenemos un dolor, o una infección, simplemente se trata de una respuesta orgánica para que planifiques una depuración interna cuanto antes. Tapar el dolor con analgésicos tipo paracetamol, o una inflamación con medicamentos tipo ibuprofeno, solo nos conduce a males mayores y, con el tiempo, el coste lo pagará tu hígado.

Los tóxicos presentes (metales pesados como aluminio y sales de mercurio, técnicamente denominadas Thio-Mer-Sal o Timerosal) junto a nanomateriales como el grafeno,[*] los microplásticos y los pesticidas también afectan enormemente a la funcionalidad hepática, degradando y mermando su trabajo si no realizamos una pronta liberación de residuos. Hace mucho que se sabe que los pesticidas y los microplásticos actúan como disruptores endocrinos, alterando las hormonas, que son los mensajeros químicos del organismo. Un reciente estudio[**] de la Universidad de Granada, realizado a lo largo de veintidós años, ha señalado que existe conexión causal entre el adelanto de la pubertad en los niños españoles y su exposición a pesticidas y fungicidas procedentes de los alimentos. La conclusión es que estamos incorporando peligrosas toxinas por múltiples vías.

Asimismo los virus[***] de la hepatitis A, B y C inflaman y alteran el hígado, especialmente cuando este órgano está

---

[*] Busca el concluyente informe del doctor Pablo Campra al respecto, por supuesto en medios alternativos.

[**] La investigación ha sido llevada a cabo por científicos del Instituto de Investigación Biosanitaria y del Ciberesp (Instituto Carlos III) y ha sido presentada por Nicolás Olea, catedrático del departamento de Radiología y Medicina Física de la UGR, y Carmen Freire, del grupo de Investigación en Medicina Ambiental de la UGR. https://www.sciencedirect.com/science/article/abs/pii/S0269749122017857

[***] Los virus son otro mito científico moderno, pues en realidad parece tratarse de exosomas o mensajeros celulares que se liberan al morir las células, soltando su ADN, lo cual sirve para comunicarse con otras células. Mediante estos fragmentos de ADN virales, que no están vivos ni son agentes infecciosos, se activan las defensas del organismo frente a las agresiones al sistema inmunitario. Busca las investigaciones del doctor Stefan Lanka si quieres saber más.

sobrccargado y en hipofunción, y pueden incluso conducirlo a la cirrosis, tal como sucede con el abuso del alcohol y la ingesta de productos químicos nocivos. La cirrosis es el estado de destrucción global y progresiva de las células hepáticas o hepatocitos. Esta degradación, llegado el caso, es inevitable para la ciencia médica, que no sabe en absoluto cómo atajar este problema. Pero la solución para todo ello es simple: limpiar el hígado por dentro con la limpieza hepática, especialmente mientras aún estemos a tiempo de recuperar su función.

Pero no solo los virus y los fármacos tóxicos son malos para el hígado: la comida basura también lo es, y cuando es consumida a diario sobrecarga todas las funciones orgánicas, muy especialmente las de asimilación y eliminación de residuos. El hígado es el cerebro de todo el metabolismo y también la central de reciclaje que controla, limpia y resuelve todo lo que tiene que ver con la digestión de los alimentos y su excreción a las tuberías de desagüe que son los intestinos. Atacar el hígado cada día con alimentos basura, es decir, con toxinas, es promover enfermedades para un futuro inmediato, y entre ellas está la obesidad.

La OBESIDAD no consiste solo en acumular energía de reserva, también es un mecanismo de defensa de tu salud, porque la grasa sirve para encapsular las toxinas que el hígado no puede asumir o degradar debido a su bajo ritmo metabólico. Los obesos tienen bajo su piel múltiples toxinas que habrán de depurar en su hígado algún día, pero al mismo tiempo la piel está sirviéndoles como un reservorio improvisado de tóxicos, hasta que este órgano pueda hacerse cargo de ellos.

¿Qué es lo que produce este estado de bajo rendimiento hepático? Muy fácil: el abuso de alimentos basura y la falta de grasas naturales en la dieta. Las dos principales razones para tener un hígado colapsado y con bajo rendimiento metabólico, aparte del consumo de alcohol, los virus, los fármacos o los tóxicos ambientales, son **una dieta alta en grasas tóxicas *trans*, que pueden lesionar gravemente las células del hígado, y el consumo pertinaz de carbohidratos refinados**, es decir, de azúcares, harinas refinadas, pan industrial de todo tipo, refrescos,* galletas, helados, bollería industrial... Estos pseudoalimentos terminan por minar las funciones del hígado y acaban con sus capacidades regenerativas. Por su culpa, el órgano se congestiona o agota, lo que se llama entrar en hipofunción, y es incapaz de aguantar el ritmo diario de toxinas que le llegan para limpiar, por lo que termina colapsándose, al acumularlas de modo preventivo, y provocando toda clase de síntomas molestos en el resto del organismo.

Pero seguramente lo que más degrada al hígado, y que todos parecen desconocer, consiste en privarlo de

---

* Un estudio realizado con la población del norte de Manhattan reveló que el consumo de refrescos de dieta se asocia con un aumento del riesgo de eventos vasculares. https://www.ncbi.nlm.nih.gov/pmc/articles/PMC3514985/.

su nutriente principal: la grasa, que es precisamente lo que lo mantiene sano, limpio y activo. Sin grasa el hígado enferma y se colapsa, porque no puede mantener encendido el fuego del metabolismo ni realizar las tareas de automantenimiento que requiere. De hecho, la mejor forma de proteger tu hígado es comer grasas a diario, para ayudarlo a depurarse y que no mermen sus funciones. Si no le das grasa, lo estarás obligando a fabricarla por y para sí mismo.

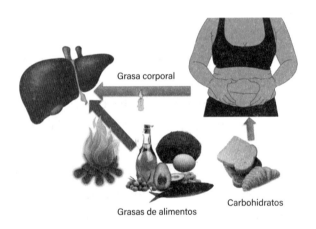

Grasa corporal

Carbohidratos

Grasas de alimentos

Muchas personas llevan un estilo de vida con el que pretenden adelgazar y siguen dietas bajas en grasas, insuficientes para el sostén metabólico y el mantenimiento saludable de su propio hígado. Por tanto, este se ve obligado a fabricarlas por sí mismo a partir de los carbohidratos y finalmente se vuelve graso. Estas personas son cada vez más obesas y llevan un estilo de alimentación basado en grasas adulteradas (bollería industrial, margarina, fritos con aceite de girasol, salchichas…) y carbohidratos refinados (pan de molde, galletas, harinas, *pizzas*, pasta…). De esta artificial manera sobrecargan el trabajo pancreático, agotando este órgano, lo que les conducirá a la diabetes y el alzhéimer. También van lesionando su hígado, que con los años entra en hipofunción, pues estos pseudoalimentos no solo engordan, sino que producen una elevación del colesterol hepático, lo que termina en esteatosis hepática o **hígado graso**. Al bajar su rendimiento, el hígado no puede hacer frente a todos los residuos del metabolismo diarios, y por eso da orden de almacenarlos en los tejidos y alrededor de los órganos; de este modo se deforman la estética y la salud de los cuerpos humanos.

Ese y no otro es el comienzo del ciclo de la obesidad, pero también es el comienzo de otras muchas enfermedades aún peores. Por eso, si quieres empezar a adelgazar de verdad, deberás eliminar tus toxinas, y el modo de hacerlo es limpiando tu hígado a fondo, con ocasionales limpiezas hepáticas y buena nutrición, con grasa suficiente. Pero antes debes saber cuál es su estado, y se puede chequear mediante una ecografía, un TAC (tomografía axial computarizada) y también mediante análisis sanguíneos de las transaminasas. Estas últimas revelan el sufrimiento de las células del hígado, pues cuando se destruyen y pasan sus restos a la sangre, son precisamente estas enzimas hepáticas las que se detectan (GOT, GPT, GGT) y nos delatan hasta qué punto está alterado el hígado. Cuando los valores de las transaminasas son muy elevados, pueden indicarnos diferentes enfermedades o lesiones en los órganos. Son de tres tipos:

TRANSAMINASAS		
Alanina amino-transferasa (ALT), también conocida como transaminasa glutamicopirúvica (GPT). Se halla presente principalmente en el hígado y algo en los riñones. Se eleva especialmente cuando hay trastornos hepáticos. Valores normales GOT-ALT: entre 0 y 37 U/L.	Aspartato amino-transferasa (AST) o también gluta-mato-oxalaceto transaminasa (GOT). Está presente no solo en el hígado, sino también en el corazón y los músculos, por lo que sube cuando están afectados todos estos órganos, por ejemplo en infartos o en caso de deporte intenso. Valores normales GPT-AST: entre 0 y 41 U/L.	Gamma glutamil transpeptidasa (GGT), que se halla en los riñones, el páncreas, el bazo, el corazón, el cerebro y el conducto biliar, aunque la encontramos sobre todo en los hepatocitos (células hepáticas). Si está elevada indica lesiones en esos órganos. Valores normales GGT: entre 11 y 50 U/L.

Para conocer el estado de estos órganos lo ideal es que te dirijas a tu médico de familia, que te haga una evaluación al respecto y te pida análisis de bilirrubina, enzimas hepáticas o también una ecografía abdominal si es preciso, para conocer el estado de las paredes de tu vesícula. Sin embargo, la hipofunción o bajo rendimiento del hígado, lo que llamamos congestión hepática, no aparecerá en ninguno de estos procedimientos diagnósticos, ni siquiera en los de imagen. Tampoco los residuos secos intrahepáticos o cálculos biliares aparecerán claramente en las ecografías porque, como ya expliqué, se trata de colesterol orgánico endurecido, y eso es invisible o radiotrasparente en la imagen, salvo que esté calcificado en la vesícula y forme pequeñas pelotas, lo que conocemos como barro biliar calcificado.

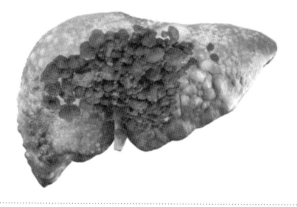

Piedras de colesterol seco obstruyen el flujo biliar.

Por tanto, debo señalarte que nadie te diagnosticará nunca un **rendimiento hepático bajo**, salvo que tú mismo puedas conocer todos estos detalles, ya que un hígado colapsado habitualmente no se diagnostica en medicina. Es una lástima, porque podría cambiar la vida de millones de personas el hecho de conocer que el estado de su hígado puede corregirse rápidamente limpiándolo con aceite de oliva. Al saber cuáles son los síntomas de un bajo funcionamiento metabólico del hígado, tú mismo puedes llegar a ese diagnóstico.

Síntomas de bajo rendimiento hepático:

- Articulaciones y músculos rígidos.
- Cabello graso.
- Cálculos biliares.
- Cara hinchada.
- Cirrosis.
- Colesterol elevado.
- Desequilibrios hormonales.
- Dolores de espalda y hombros.
- Enfermedades cerebrales y alzhéimer.
- Escoliosis.
- Estreñimiento o diarrea alternos.
- Furia, irritación permanente.
- Gota.
- Heces pálidas o claras.
- Hemorroides.
- Hinchazón abdominal.
- Hipertensión arterial.
- Hipoglucemia.
- Impotencia.
- Intolerancia a las grasas.
- Mal aliento matinal y lengua sucia.
- Malas digestiones.
- Manchas oscuras (de hígado) sobre la piel.
- Manos y pies fríos.
- Marcas oscuras debajo de los ojos.
- Mareos y desmayos sin causa aparente.
- Mente brumosa (niebla mental).
- Migrañas.
- Obesidad.
- Ojos y piel amarillos.
- Osteoporosis
- Pérdida de cabello.

- Pesadillas y mal descanso nocturno.
- Problemas de visión.
- Reacciones alérgicas, urticaria, eczema y asma.

- Retención de líquidos.
- Síndrome de fatiga crónica.

El sistema hígado-páncreas

El páncreas es un órgano situado cerca del hígado que tiene una forma parecida a una gran lengua y que libera diversas hormonas, unas exocrinas y otras endocrinas. Las exocrinas son las hormonas digestivas, ricas en bicarbonatos, que se liberan en el tubo digestivo sobre los alimentos, tales como la lipasa pancreática –que digiere las grasas– y la amilasa pancreática –que digiere los almidones–, pero hay más, como la elastasa, la ribonucleasa, la desoxirribunucleasa, el tripsinógeno, etc. Las endocrinas son las hormonas que el páncreas libera a la sangre, como la insulina, que baja el azúcar en sangre, y su contrario, el glucagón, que sube el azúcar; la somatostatina, que regula la motilidad intestinal; la grelina, que nos abre el apetito; la gastrina, que estimula la secreción de ácido clorhídrico en las células del estómago, etc.

Las hormonas de la saliva, ptialina y mucina, prealertan y preparan de algún modo la liberación de los jugos pancreáticos compuestos de amilasa, que digiere los carbohidratos; proteasa para las proteínas y lipasa para digerir las grasas. Por eso se dice en naturopatía que la primera digestión siempre se efectúa en la boca, porque según cómo lleguen de masticados y ensalivados los alimentos al estómago, así progresará también el resto de la función digestiva.

Algo que muchos ignoran es que el páncreas trabaja siempre conjuntamente con el hígado, formando el sistema hígado-páncreas, hasta el punto de que los conductos de salida de ambos órganos están unidos en una misma derivación que sale hacia el intestino delgado a través de la ampolla de Vater. Nada es casual, y solo eso ya nos revela su hermandad fisiológica y su trabajo encadenado. La función endocrina del páncreas se produce en los islotes de Langerhans y consiste en liberar dos de sus hormonas principales: la insulina, que baja el nivel de azúcar en sangre, y el glucagón, que lo sube, de tal modo que esté siempre regulado. Gracias a ellas el equilibrio de la tasa de azúcar en sangre está garantizado, y también el alimento de las células del cuerpo en todo momento.

Como ya he señalado, las funciones exocrinas del páncreas consisten en liberar enzimas en forma de jugos pancreáticos que permiten la digestión de los carbohidratos, las proteínas y las grasas. Como sucede con la bilis, estos jugos pancreáticos son muy alcalinos y todos ellos se encargan de neutralizar los ácidos provenientes del estómago cuando alcanzan el duodeno, porque de otra forma estos ácidos quemarían las paredes del intestino delgado. De hecho, una de las causas de la úlcera de duodeno es la baja presencia de bilis y también de jugos pancreáticos que neutralicen el exceso de acidez propio de ese tramo naciente del intestino delgado. Este jugo exocrino del páncreas es muy alcalino: contiene iones de bicarbonato, agua y sales minerales, y enzimas como amilasa, proteasa y lipasa, además de otros precursores enzimáticos inactivos y diversos.

Si padeces de congestión hepática, y tu hígado tiene bajo rendimiento, todas estas funciones exocrinas y endocrinas del páncreas también se verán menoscabadas antes o después, por lo que alterará la glucemia en sangre y los alimentos llegarán mal digeridos al colon. Allí serán pasto de bacterias perniciosas, y esto originará fermentaciones y putrefacciones malsanas y promoverá la flora patógena. Además, los residuos internos del hígado y de la vesícula forman las piedras secas de colesterol, que pueden obstruir en ocasiones la salida* del páncreas hacia la ampolla de Vater y dar lugar no solo a cólicos biliares, sino también a pancreatitis, diabetes y tumores de páncreas. El tumor de páncreas es mortal y muchas pancreatitis también lo son. Por eso, hay que proteger y cuidar mucho a este órgano, que se encarga del metabolismo de los glúcidos. El pancreas es un órgano irremplazable hoy por hoy dada su enorme actividad metabólica.

La limpieza hepática colabora con la digestión pancreática porque nos protege frente a este tipo de situaciones de acúmulo tóxico al prevenir los cálculos en

---

* Especialmente las pequeñas piedras arenosas blanco-amarillentas y calcificadas provocan esto.

los conductos hepáticos y pancreáticos, y eliminarlos fácilmente en caso de que se produzca un atasco, tanto en la vesícula como a lo largo del colédoco o en la ampolla de Vater. Por eso, saber ejecutar la LH en cualquier momento es nuestra mayor garantía para resolver una situación de este tipo, lo cual de otro modo requeriría de una intervención quirúrgica urgente que generaría después numerosos problemas para tu vida y tu salud.

La mayor parte de las enfermedades hepáticas están causadas precisamente por la obstrucción interna que producen estos residuos intrahepáticos que llamamos cálculos biliares o piedras del hígado. Se acumulan en el hígado-vesícula especialmente por estas razones:

1. **Sobrealimentación a base de carbohidratos refinados.** Te alimentas por encima de las posibilidades de tu aparato digestivo, con comida basura, y eso satura de trabajo al sistema, por lo que se congestiona.

2. **No ingerir grasas.** Para compensar las grasas que no le das con la alimentación, sobrecargas de trabajo al hígado porque lo obligas a generarlas (colesterol) para su sostén y el del propio organismo. No ingieres suficientes grasas para no engordar, y de ese modo provocas que tenga que redoblar su trabajo para mantener tu salud, pues numerosas funciones orgánicas y celulares requieren del colesterol que no le das.

3. **Falta de agua** suficiente en la ingesta. Lo que tiende a espesar y estancar la bilis. El consumo de alcohol también hace sufrir al hígado, lo deshidrata y lo congestiona. Otras bebidas deshidratantes, como el café, el té los y refrescos de todo tipo, a su vez favorecen también el espesamiento de la bilis.

4. **Anticonceptivos**. Tomarlos también favorece la aparición de piedras biliares.

5. **Adelgazamiento súbito, por dietas restrictivas** en grasas y ricas en proteínas y por ayunos intensos.

Todo esto hace que las células del hígado, los hepatocitos, se hinchen y sufran, hasta llegar incluso a estallar, pues estos residuos internos o cálculos presentes dentro del hígado alteran su estructura, engrosándolo, y también impiden la fabricación de sus fluidos y su drenaje por los canales hepáticos hacia el exterior. Si analizamos sus restos en la sangre, nos aparecerán altas las transaminasas, que son unos marcadores enzimáticos producto de la ruptura de las células del hígado especialmente.

Si no se corrige pronto esta degradación de las células hepáticas, el cuadro puede derivar progresivamente hacia un hígado graso no alcohólico* y posteriormente

---

* La enfermedad del hígado graso no alcohólico (EHGNA) es la acumulación de grasa en el hígado por encima del diez por ciento, que es una cifra que se considera normal. El exceso graso por colesterol en el hígado se denomina esteatosis hepática o EHGNA, la cual en algunos casos deriva en cirrosis, como sucede en el hígado graso por alcohol.

a la cirrosis hepática. Para la medicina estas dos últimas situaciones son absolutamente imposibles de solucionar, pero no así para la limpieza hepática, que puede drenar todos estos residuos al exterior y recuperar la funcionalidad orgánica. Se necesitarán meses, o incluso años, pero realizando una vez al mes la limpieza hepática, se puede cambiar la vida de casi todos los enfermos, si se practica a tiempo.

Los cálculos biliares contienen también gran cantidad de bacterias, y a veces parásitos grandes, tal como varias personas me han informado en mi blog de la limpieza hepática. Tener limpio el hígado es fundamental para la salud del organismo, es más, yo diría incluso que la limpieza hepática, la limpieza renal y la limpieza del colon e intestino delgado son las tres claves de la salud porque nos depuran los tejidos y los fluidos como la linfa y la sangre, que alimentan a todos nuestros órganos.

Conozco casos de gente que ha curado su hígado graso haciendo una serie continuada de limpiezas hepáticas. Ya he explicado que esta enfermedad consiste en un encharcamiento o hinchazón de las células hepáticas con bilis, o colesterol no eliminado, por no consumir grasas en la dieta o bien por sobrealimentación de carbohidratos

---

Se desconoce la causa, aunque se sabe que está relacionada con la obesidad y la diabetes, el sobrepeso y la resistencia a la insulina, lo que se conoce como síndrome metabólico. Cursa sin síntomas externos, salvo fatiga, cansancio, malestar, pesadez en la zona del costado derecho, hinchazón por gases y en fases avanzadas color amarillento de la piel y las mucosas.

84

refinados. Eso mismo les sucede a los patos y ocas que son sobrealimentados por el hombre para hacer después fuagrás* y patés con su hígado graso. Ese hígado graso lo producen los carbohidratos simples (harina de maíz) administrados a la fuerza por los granjeros, que saturan y degeneran su hígado con la sobrealimentación forzosa.**

Bien, pues exactamente igual sucede con las personas que abusan de los carbohidratos, no íbamos a ser distintos. La única diferencia es que nosotros comemos carbohidratos refinados en exceso porque nos gustan, pero en realidad es también porque no tienen capacidad saciante. Si comiéramos grasas suficientes con ellos, quedaríamos saciados mucho antes y no abusaríamos tanto de los carbohidratos. Me resulta sumamente curioso y chocante que nadie parece haber advertido esta similitud de la generación del hígado graso entre patos y humanos por el abuso dietético de carbohidratos, y en cambio, todos los medios oficiales aún siguen culpando a las grasas alimenticias de ser las que nos produce la obesidad y el hígado graso no alcohólico, en vez de señalar a los auténticos responsables.

---

* Al pobre animal se lo sujeta por el cuello y se le introduce constantemente harina de maíz por la boca para provocarle una esteatosis hepática o hígado graso. Como el animal se niega a comer, se le sujeta la cabeza y se le pone varias veces al día en la boca un tubo con un embudo hasta el estómago, para que trague sin parar; debido a ello, su estómago se dilata hasta alcanzar diez veces su tamaño y su hígado, que se congestiona e hincha notablemente, se vuelve graso. Este hígado graso es un manjar para algunos.

** Esta alimentación forzada está prohibida en casi todos los países, pero no en Francia y España; se trata de un vestigio alimentario procedente de la antigua cultura de Egipto y Roma.

Sin embargo, cuando el hígado funciona bien el metabolismo de las grasas está garantizado e impide que el colesterol se acumule dentro. Cuando el órgano que nos da la vida recibe el estímulo de las grasas de la dieta, estas lo obligan a vaciar su contenido en forma de jugos hepáticos, básicamente bilis. Por ello, el hígado funciona gracias a las grasas ingeridas, y consumir grasas a diario en nuestra dieta no solo limpia y depura el hígado, sino que también hace que aumente su rendimiento metabólico diario. El aceite de coco lo ayuda mucho en este sentido.

Este incremento del metabolismo se produce al vaciar cada día parte de sus residuos internos a través de la bilis. Las grasas de la dieta liberan nuestra bilis, y por tanto aceleran la capacidad de trabajo del hígado, siendo la razón de que faciliten la bajada de peso, tal como algunos seguidores de mi blog apuntan que les sucedió tras realizar una serie de limpiezas del hígado.

Obesidad, celulitis y congestión del hígado

Pero la obesidad no es solo un acúmulo de reservas energéticas en forma de triglicéridos, sino que es también un acúmulo de toxinas sin resolver bajo la piel, precisamente por la incapacidad hepática para limpiarlas. He dicho ya que todas las enfermedades cursan con alguna forma de atasco e intoxicación, es decir, con una sobrecarga tóxica. Y la obesidad es una forma más de enfermedad que desarrolla el propio organismo para autoprotegerse de las toxinas circulantes en la sangre y que no han podido ser eliminadas por el hígado (la central de reciclaje). De este modo, el propio cuerpo encapsula estas toxinas en las células grasas (adipocitos) esperando hallar un momento de descanso dietético para poder eliminarlas.

Cuando la central que recibe los residuos esté liberada de trabajo, podrá hacerse cargo de las toxinas acumuladas en las células adiposas, lo cual conocemos con el nombre de CELULITIS. Veo cada vez más mujeres y también hombres con celulitis, todos incapaces de entender qué les pasa y por qué, pero trataré de explicarlo ahora. Imagina el sistema de recogida de basuras de tu ciudad, con sus contenedores en los barrios, sus camiones y la central de reciclaje a la que estos camiones llevan los residuos orgánicos, los plásticos, el vidrio, el cartón... Cuando los habitantes de la ciudad, tus células, generan más residuos de los que los camiones son capaces de trasladar a la central del hígado, este les manda que los dejen dispersos por los contenedores de la ciudad, allí donde menos molesten, que es normalmente en la periferia, dentro de células de grasa de la piel. Como estos residuos son tóxicos y huelen, hay que taparlos y envolverlos en un manto graso para que no pasen a la circulación ni lleguen a la población general. Ese manto es la célula grasa o adipocito, que es la encargada de encapsular las toxinas, dando lugar a la famosa celulitis. Este proceso cursa incluso con hinchazón de las células, que se manifiesta como inflamación de la piel, por lo que se vuelve sensible y dolorosa al

tacto (piel de naranja). Puede estar más o menos flácci-
da, dependiendo de la presión y la velocidad a la que se
han acumulado esos residuos periféricos. Si se acumulan
durante mucho tiempo, estarán muy duros y apretados,
la celulitis dolerá más y se generará incluso una dolencia
que se conoce como fibromialgia, que es sencillamente
una incapacidad del hígado para hacerse cargo de estos
residuos del metabolismo, que terminan acumulándose
debajo de la piel hasta doler incluso.

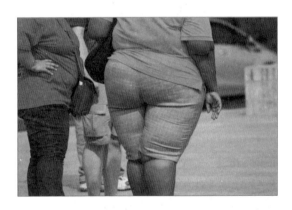

Como en todo, en este estado de intoxicación crónica hay también diversos grados, pero si la central de
reciclaje no se libera pronto el problema aumentará, por
lo que la celulitis irá aumentando hasta ocupar no solo el
abdomen, sino también las nalgas, las piernas e incluso
los brazos… Veo docenas de personas así cada día por la
calle, y sé con seguridad que sus hígados están congestio-
nados por su mala alimentación y quizá también por su
poca capacidad para digerir y para eliminar los residuos.

Lo primero que deberían realizar es el protocolo de la limpieza hepática durante unas seis u ocho veces como mínimo, y comenzar cuanto antes con la dieta hepática y el ejercicio* aeróbico suave para movilizar su linfa.

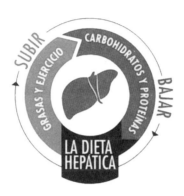

Empezarán muy pronto a drenar toxinas según aumente el ritmo de trabajo y la capacidad de su hígado. La grasa de los alimentos ingeridos multiplicará la eficacia de este órgano y eliminará poco a poco los residuos secos procedentes de los carbohidratos y las proteínas que llevan años acumulados. Estos enfermos (la obesidad es una enfermedad) comenzarán pronto a perder peso, a deshinchar sus células grasas, y lo harán inversamente a como se formaron, es decir, primero adelgazarán los miembros,

---

* El mejor ejercicio para drenar la linfa es realizar saltos en un rebotador o cama elástica. Quince minutos diarios equivalen a una hora de intenso ejercicio, sin perjudicar las rodillas ni agotarse en carreras extenuantes y que además es divertido. Equivale a saltar a la cuerda, que es el mejor ejercicio para estar en forma, como bien saben los boxeadores.

las piernas y los brazos, y luego irán avanzando hacia el abdomen y los órganos internos, que serán lo último.

La celulitis desaparecerá de este modo, poco a poco, y lo mejor es que lo hará para siempre. La central de reciclaje, el hígado, volverá también a estar operativo al cien por cien y el sistema se restablecerá a sí mismo con nuestra ayuda, fundamentada en la comprensión de todo este proceso de acumulación. Me gustaría contárselo a tantas personas que veo que lo necesitan..., pero suelen estar tan atrapadas por el mito y el miedo a las grasas saturadas que debe mediar antes una gran labor informativa, de educación dietética, antes de liberar el dogma que las atrapa y las condena a vivir como individuos obesos y celulíticos para siempre. Es una cárcel basada en elecciones erróneas dietéticas, que antes no existía y que habrá que desmontar algún día.

Algunas funciones del hígado

El hígado tiene asignadas a su cargo más de quinientas funciones orgánicas, pero seguramente aún existen muchas más que no se conocen por su complejidad. Entre ellas, las más conocidas son:

- Depura sustancias tóxicas de la sangre gracias a las células de Kupffer. Las toxinas son degradadas e incorporadas a la bilis, salen hacia el intestino y son eliminadas externamente con ayuda de la fibra alimentaria.

- Metaboliza todo lo que no procede a la salud fisiológica, como son los fármacos, virus, hormonas, factores sanguíneos…, que requieren de una descomposición para no hacernos daño.
- Metaboliza las proteínas, neutralizando el amoniaco procedente de la digestión proteica, que eliminará hacia los riñones en forma de urea.
- Sintetiza factores de coagulación (protrombina y fibrinógeno).
- Elabora proteínas transportadoras de hierro, hormonas y otras sustancias orgánicas, como son las HDL (lipoproteínas de alta densidad) y las LDL (lipoproteínas de baja densidad).
- Almacena vitaminas A, D y grupo B (B_{12}), glucógeno (azúcar), hierro, cobre, etc.
- Cumple funciones digestivas importantísimas como la fabricación de bilis para metabolizar las grasas.
- Regula el metabolismo de los carbohidratos, transformando la glucosa de estos en glucógeno, el cual acumula para permitirnos mantener el nivel óptimo de azúcar en sangre en todo momento.

Muchas toxinas químicas, que son solubles en grasa, pueden afectar al sistema nervioso y al cerebro porque estos órganos están formados principalmente por grasa. Pero el hígado tiene la capacidad de hacer que las toxinas sean solubles en agua y eliminarlas después a través de la piel o los riñones. Sudar y orinar son funciones muy similares; de hecho, en naturopatía se dice que la piel es el tercer riñón. Cuando sudamos eliminamos toxinas, de ahí las ventajas de acudir a una sauna ocasionalmente.

Cuando se satura esta capacidad de eliminación hepática, todas las toxinas químicas se acumularán en órganos sensibles y darán lugar a enfermedades diversas, como cáncer, alteraciones hormonales, disfunciones del sistema nervioso, alteraciones glandulares, dermatitis... Aproximadamente un veinticinco por ciento de nuestro sistema inmunitario está basado en la capacidad del hígado para deshacerse de virus, bacterias y parásitos. La bilis es la encargada de arrastrar al intestino y eliminar estos microbios, que se multiplican proporcionalmente a la escasa presencia o actividad del hígado. Pero además, este órgano también crea anticuerpos específicos e inmunoglobulinas para cada tipo de tóxico o especie de invasor que ataca nuestro sistema orgánico. Por eso, potenciar el hígado es potenciar tus defensas frente a estas agresiones, y viceversa. Si quieres tener un sistema inmunitario fuerte debes cuidar mucho tu hígado y sobre todo mantenerlo limpio y eficaz funcionalmente. El setenta y cinco por ciento restante de la inmunidad se halla en la flora bacteriana del colon, que junto con la linfa trabajan siempre conjuntamente con el hígado.

El hígado es también la estufa de nuestro cuerpo, y según la medicina tradicional china se comporta como una madre para el corazón. Esto es algo obvio ahora que sabemos cómo influye en la circulación, pues la sangre pasa por el hígado camino al corazón cada cinco minutos. De la facilidad de este flujo depende la salud del corazón, y viceversa.

La errónea creencia de que las grasas son malas y que las dietas proteicas son las que dan energía y salud, ha dado como resultado que muchas personas padezcan problemas hepáticos. Pero las dietas bajas en grasas y altas en proteínas, señaladas como saludables, son una farsa, y las dietas ricas en carbohidratos refinados también. Cuando combinamos todo ello, el problema hepático está asegurado y la obesidad garantizada.

Cuanta menos grasa comas, más empeorará el estado de tu hígado, lo cual es un círculo vicioso del que es difícil salir. La solución a este estado de cosas consiste en seguir una dieta rica en alimentos que mejoren el rendimiento hepático, así como la limpieza ocasional del hígado. Cuando tomas grasas suficientes todo el organismo mejora: bajas de peso, disminuye el azúcar en sangre, la resistencia a la insulina, el colesterol, los triglicéridos, la inflamación (proteína C reactiva), se reducen las piedras en el hígado, etc.

Cuando comienzas a consumir grasas después de mucho tiempo sin hacerlo, debes ir progresivamente buscando el equilibrio. Lo ideal es hacer una serie de limpiezas hepáticas y aplicarse enemas de café, al mismo tiempo que empiezas a modificar tu estilo de vida, empezando a adoptar uno acorde con la dieta hepática, es decir, consumir más grasas, hacer más ejercicio físico, comer alimentos integrales y crudos, eliminar los carbohidratos refinados y los alimentos procesados, etc.

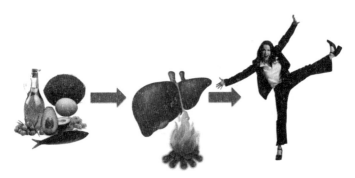

La grasa alimentaria que consumes se metaboliza en energía al momento, directamente. Los carbohidratos, en cambio, se metabolizan y se convierten en tejido adiposo de reserva.

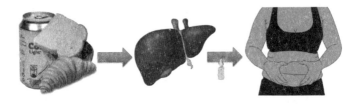

Debes ir incrementando, a lo largo de varios meses tu consumo de grasa: probablemente no debas empezar tomando de golpe mucha, porque el estado de tu hígado quizá sea el de congestión hepática crónica. Por esta razón te conviene antes comenzar a vaciarlo primero de sus residuos, largo tiempo allí acumulados, y para eso están la limpieza hepática y los enemas de café. La grasa ingerida, el ácido málico, los fosfolípidos de la lecitina de soja y del huevo, así como el ejercicio diario en una cama elástica aumentarán poco a poco tu calor hepático, lo cual irá haciendo que estos residuos —que llevan años acantonados dentro de tu hígado— se aflojen y comiencen a bajar y a salir hacia el intestino. Esta bajada progresiva de residuos hepáticos, tras realizar las primeras limpiezas hepáticas, puede causar un dolor sordo, como una leve opresión en el costado derecho, que nos indica que los restos internos del hígado aún se están moviendo o desplazando, y que pronto irán saliendo hacia abajo por los dos grandes conductos hepáticos, hacia el colédoco y el intestino. Debes tomar una cápsula de ácido málico con cada comida durante tanto tiempo como dure esa molestia sorda, e incluso prolongar su consumo después de las limpiezas del hígado o de la vesícula, para garantizar la fluidificación de estos residuos cristalinos de colesterol endurecido. Puedes tomarlas durante varios meses de modo continuado, para apoyar tus limpiezas hepáticas y volverlas así más eficaces. También puedes tomar muchas manzanas, pues las manzanas ácidas contienen más ácido málico, al igual que también lo contienen el vinagre de manzana y el zumo de manzana, incluido el comercial. Haz de las manzanas tus aliadas de cada día para mantener estos restos suaves y que se eliminen sin producir molestias locales.

En caso de notar molestias intensas en la zona hepática en forma de dolor muy agudo en el costado derecho, irradiado a la espalda, o dolor de estómago, como si este se retorciera, con gastritis, indigestión súbita e inesperada u otros síntomas que puedan provenir de un atasco biliar, consulta rápidamente a tu médico para que diagnostique lo que pueda estar pasándote, ya que puede tratarse de un cólico biliar. Muchas personas padecen estos cólicos biliares, pero no conocen esta batería de herramientas para corregir su problema. Si en algún momento se produjera un dolor más intenso en el costado por causa del temido atasco biliar, lo que hay que hacer es RESOLVERLO INMEDIATAMENTE, TOMANDO UN VASO DE AGUA CON UNA GRAN CUCHARADA DE SALES DE EPSOM Y REPETIRLO DURANTE UNOS DÍAS. ADEMÁS DEBE PREPARARSE CUANTO ANTES UNA LIMPIEZA HEPÁTICA PARA VACIAR TODO, Y LUEGO CONTINUAR CON UNA SERIE DE ELLAS MENSUALES.

Las sales de Epsom, gracias al efecto del magnesio que contienen, evitarán la congestión biliar y facilitarán el drenaje del cálculo atascado hacia el intestino. El magnesio es un mineral relajante que afloja el músculo liso del colédoco, que se contractura y da lugar al doloroso cólico biliar. Pero esto solo les pasa a los que no saben hacer limpiezas hepáticas, porque desconocen cómo resolver sus cólicos de vesícula.

A veces los gases del colon producen síntomas similares a los cólicos, porque se acumulan en el ángulo hepático del mismo lado, pero son más suaves y se pueden evacuar. Para ello debemos tumbarnos de un costado y luego del otro, rotando en la cama, mientras vamos masajeando el vientre en dirección a las agujas del reloj, para ver si estos gases progresan hacia su expulsión. Si es por los gases, el dolor desaparecerá casi al momento, pero si no cesa, entonces deberemos consultar con un profesional médico.

Si crees que puedes tener un cólico biliar, te recomiendo que te apliques calor infrarrojo (lámpara) cuanto antes y al mismo tiempo tomes sales de Epsom, y si el dolor no cede de ninguna manera, ve rápido a tu médico. Pon una gran cucharada de sales de Epsom en un vaso de agua caliente, espera a que se disuelva bien y toma al menos un vaso al día, durante dos o tres días. Tardará sobre una hora en hacerte efecto, pero si ves que se afloja el dolor y desaparece la molestia, es que todo va bien. Si persiste el dolor y no mejora con las sales de Epsom, hay que acudir al servicio de urgencias, pues todo lo que desconozcas debes consultarlo con tu médico.

Estos cólicos biliares los sufren muchas personas, precisamente por no saber hacer limpiezas hepáticas de un hígado congestionado con cálculos debido a su dieta rica en carbohidratos y baja en grasas y agua. Por eso hay tantos operados de vesícula en la actualidad, lo que ya incluso se considera normal, sin serlo en absoluto. Pero el magnesio de las sales de Epsom relajará el músculo liso del colédoco, lo que permitirá la salida de todas estas piedras de la vesícula o del hígado, sin espasmos dolorosos, y facilitará su evacuación. No conozco a nadie que haya tenido un cólico biliar por hacer la limpieza hepática, y he seguido personalmente a miles de individuos. En cambio, conozco a muchos que tuvieron cólicos biliares precisamente por no conocer la LH, o no querer hacerla, y finalmente se quedaron sin vesícula. Si hubieran practicado la limpieza hepática a buen seguro no habría sido así...

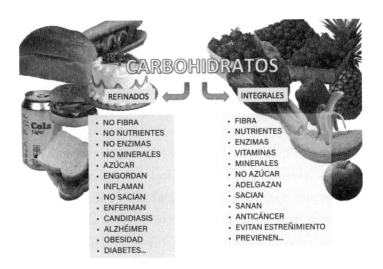

Cuando implementamos en nuestro estilo de vida una dieta con abundante grasa, el hígado altera los patrones de fabricación de colesterol, por lo que queda liberado en gran medida de ese denso trabajo y puede dedicarse a otras labores. Entre ellas está la liberación de mayor cantidad de bilis a partir de estos restos de su interior, aunque un esfuerzo de liberación de residuos puede dar lugar a una estasis biliar, con sobrecarga de la vesícula. Conozco casos de personas que han curado su hígado graso vaciando el hígado de colesterol, pero esto les ha llenado repetidamente la vesícula de piedras, procedentes del hígado, donde formaban parte de las células hepáticas engrosadas. Liberar un hígado graso puede ser un arduo trabajo por el número de limpiezas hepáticas que se deben realizar, pero en estos casos lo que hay que hacer es simplemente seguir limpiando el sistema hígado-vesícula. ¿Hasta cuándo? Hasta que esté totalmente recuperada la funcionalidad en ambos órganos, lo cual puede implicar más o menos tiempo, años incluso, dependiendo de su estado, por lo que es necesario paciencia. La naturaleza siempre trabaja despacio, y una limpieza al mes bastará.

Resulta curioso que muchas personas que han seguido durante gran parte de su vida dietas bajas en grasas han tenido que sufrir la extirpación de la vesícula porque su bajo rendimiento hepático ha hecho que el hígado y su pareja —la vesícula— se llenen de piedras. La dieta baja en grasas favorece que se acumulen muchos restos dentro del hígado, y la alta en residuos proteicos también. Por eso, una dieta más saludable como la dieta hepática, con grasas suficientes, y un estilo de vida algo más deportista, tienden a vaciar y limpiar el hígado, procurando la salida progresiva de esos residuos sin darnos problemas. Detallo todo esto para que entiendas cómo funciona el mecanismo graso del hígado y para que sepas manejarlo en cualquier momento.

Es importante después saber chequear el estado de nuestro hígado, en el costado derecho, bajo las costillas, para comprobar que no se produzca una detención del flujo biliar. Repito que si notamos molestias importantes derivadas del «movimiento de tierras» interno del hígado debemos empezar a tomar muchas manzanas, ácido málico, lecitina de soja y, si hiciera falta, sales de Epsom. También podemos aplicar calor sobre la zona con una lámpara de infrarrojos, la cual puedes encontrar en cualquier tienda de electricidad por un bajo coste. El calor infrarrojo alimenta el fuego hepático, sobre todo en personas tipo yin, es decir, con poca fuerza digestiva. Se aplica durante quince o veinte minutos al día como máximo sobre la zona de la vesícula o del estómago para aumentar el fuego de la digestión.

Sin duda, cualquier dieta que mejore el funcionamiento hepático de modo natural ayudará también en este drenaje interno de los conductos del hígado, por lo que creo que todos deberíamos incorporar más grasas en nuestra dieta y también aprender a realizar la limpieza hepática y llevarla a cabo una vez al año o en cualquier momento en que lo precisemos.

Veamos ahora cómo.

El proceso de LH

El proceso de limpieza hepática se compone de una serie de limpiezas del hígado, realizadas una vez al mes como promedio, durante un período de tiempo que es variable en función de la evolución de los síntomas y de las enfermedades que afecten a los practicantes. Este período puede ser de un año, sobre doce limpiezas, si bien en muchas ocasiones –la mayoría– se obtienen resultados bastante definitivos con muy pocas.

Por tanto, hay que ser persistente y paciente cuando se empieza con el proceso, y no debería abandonarse hasta notar la mejoría buscada, salvo que el número de limpiezas sea ya desproporcionado con respecto a su eficacia. En ese caso, habrá que pensar que el problema puede ser otro o estar en otra parte del organismo. Es muy recomendable acudir a un experto terapeuta que las haya practicado sobre sí mismo, porque pienso que no puede enseñar a nadar aquel que nunca se metió en el agua.

INGREDIENTES Y UTENSILIOS

- **Cápsulas de ácido málico** (tres o cuatro al día), una con cada comida, o en su lugar seis litros de **zumo de manzana** (menos recomendable), que se toma a razón de un litro al día. Lo ideal es usar el ácido málico que podrás encontrar en herbolarios. Se debe acompañar de **lecitina de soja** en las comidas, una o dos cucharadas soperas al día. La lecitina también actúa como el ácido málico porque afloja y suaviza los cálculos biliares.

- Un bote de **sales de Epsom**, que se compran también en el herbolario. Son sulfato de magnesio y es mejor adquirirlo ya envasado, y no a granel para que no haya errores.

- Medio vaso (125 cc) de **aceite de oliva virgen extra**.

- Medio de vaso (125 cc) de **zumo de pomelo**, o bien de limón, al que añadiremos aproximadamente 50 cc de Coca-Cola clásica o sin cafeína (no vale cualquier marca de refresco, ha de ser esta porque contiene ácido ortofosfórico, que es el elemento que provoca el efecto deseado).

- Una **pera de caucho** de adulto para hacer lavativas del intestino, o mejor una bolsa de irrigación de colon (también conocida como bolsa de Pic).

- Un **escurridor de verduras**, apto para colocar dentro del inodoro y recoger las piedras.

El Método Fusión

Después de reunir experiencia probando varias formas o métodos, diseñé lo que denomino **Método Fusión** para la limpieza hepática. Es prácticamente igual al que usan Moritz y la doctora Clark, pero hay en él ciertos matices y recomendaciones fruto de mi experiencia personal, de ahí que le pusiera un nombre para diferenciarlo. Este método, que detallo en este libro, considero que reúne todas las virtudes del otro pero subsana los pequeños problemas que contenía a mi juicio el anterior sistema de Moritz. Se llama *fusión* porque aglutina todo lo bueno de los otros métodos de LH y propone nuevas aplicaciones para corregir el efecto de las sales de Epsom sobre el organismo, así como otras herramientas paralelas.

Las **diferencias principales** son que, por ejemplo, ya no recomiendo el zumo, y en cambio reitero la importancia del agua. También le añado la lecitina de soja y un poco de Coca-Cola, tal y como aprendí del método usado por el doctor Sutter; ambas incorporaciones me resultaron sumamente eficaces en mi decimonovena limpieza, pues gracias a ellas se soltó un *banco de arena* que procedía probablemente del segundo gran conducto hepático. El hígado tiene dos conductos principales que convergen en el conducto común del colédoco, por el que se arrastran a veces piedras que son muy pequeñas, como arena dorada, y que resultan muy peligrosas por su capacidad de bloqueo funcional del hígado y del páncreas. Además, también retraso un poco los horarios para adaptarlos al huso español, sin tener que irse demasiado temprano a la cama –sin sueño– y luego tener que madrugar en exceso –con sueño– para tomar las sales matinales.

Recomiendo también en el Método Fusión pequeños trucos para eliminar el sabor de las sales y la mezcla de aceite, así como una serie de procedimientos restauradores a nivel intestinal, como son los baños de vientre, de asiento, y la compresa derivativa –que sirven para corregir la inflamación intestinal que a veces generan las sales laxantes de Epsom– o la aplicación de lavativas desde el mismo domingo, o día de la expulsión. Propongo utilizar enemas de café para limpiar el hígado desde el colon y matar la cándida, algo que he descubierto hace un tiempo y que ha resultado ser muy eficaz, de lo que luego hablaré. Por último hago hincapié en la importancia de la postura al dormir, semiincorporado sobre el costado derecho, para que la vesícula y el hígado se vacíen mejor con la ayuda de la gravedad.

En resumen, trato de facilitar la eficacia, y sobre todo la comodidad, a la hora de realizar la LH, con un método práctico y seguro, tal y como vine detallando en el blog de la limpieza hepática, el cual aún permanece en línea para su consulta. Toda esta información que está ahora en tus manos, y que paso a detallarte en los apartados siguientes, constituye el *Método Fusión*, que se ha revelado en los últimos años de una importancia fundamental en el éxito de la LH.

Semana de preparación

De lunes a viernes

Realizaremos la limpieza hepática un sábado para después poder descansar tranquilamente el domingo. Debes tomar durante los cinco días previos, de lunes a viernes, una cápsula de ácido málico con cada comida, mejor incluyendo una en la merienda, cuatro en total. Puedes acompañarlas con abundantes manzanas verdes, ricas en ácido málico. Antes recomendábamos un litro de zumo de manzana natural cada día, al margen de las comidas, pero es muy flatulento y destroza el esmalte dental, además de provocar diarrea. No lo recomiendo salvo en pequeñas dosis y seguido siempre de un rápido cepillado de dientes. Si lo prefieres, puedes alargar este periodo de preparación, muy especialmente si tienes piedras en la vesícula, ya que así aseguras un mejor resultado, pero en general cinco días resultan más que suficientes. Podemos combinar el ácido málico y las manzanas con la lecitina de soja, a razón de una o dos cucharadas soperas al día. Contiene fosfolípidos buenos para el cerebro y además reblandece los coágulos de bilis que están en el sistema hígado-vesícula. Siempre es bueno tomarla, hagas o no la LH.

Durante esos días de preparación, debes seguir comiendo con normalidad, pero procura llevar una dieta limpia y suave, es decir, sin productos refinados, galletas, grasas fritas, carnes, alcohol, café o leche de vaca. Eso te ayudará a la expulsión, aunque no es imprescindible, sino solo recomendable en la medida de lo posible, porque lo realmente importante es el aceite que tomaremos la noche del sábado. Sin embargo, todos estos cuidados dietéticos previos mejoran el tono digestivo y proveen de fuerza al estómago y al resto del organismo para enfrentarse mejor a la expulsión biliar que producirá el aceite. A los que están muy enfermos les hará falta esa acumulación de fuerza expulsiva. Normalmente, muchos afectados del hígado toleran mal las bebidas frías, por lo que tampoco se deben tomar bebidas y alimentos fríos durante esa semana pues enlentecen la digestión y enfrían aún más el hígado, que es el órgano generador de calor digestivo. Debemos tomar, por tanto, solo alimentos calientes durante este período de preparación, para favorecer su trabajo, algo que por instinto ya hace mucha gente.

A los que son diabéticos no se les recomienda realizar la LH por la posible bajada de glucemia durante la tarde-noche. Conozco el caso de alguna persona que aun así decidió realizarla y a la que le recomendé ingerir zumo de manzana para remontar la glucemia cuando notase que le bajaba, mientras hacía el seguimiento en sangre con su glucómetro. El zumo de manzana es muy dulce y eleva bastante la glucemia, además de ayudar a no pasar hambre porque es saciante. Ten cuidado de no tomarlo frío, especialmente en invierno. Si sufres demasiadas molestias tras consumirlo o si no puedes cepillarte los dientes al poco de beberlo, como digo, es mejor utilizar cápsulas de ácido málico en su lugar.

Las *cápsulas de ácido málico*, se toman una con cada comida, a razón de tres o cuatro al día, pero deben ingerirse con el estómago lleno porque le aportan un plus de acidez. Quienes padezcan de gastritis o hiperclorhidria –acidez gástrica excesiva– evitarán sufrir molestias si las ingieren mezcladas con la comida o después de comer. Y los que padecen de hipoclorhidria –falta de acidez– y digestiones pesadas y lentas sentirán que el ácido málico les ayuda a digerir mejor. También aporta algo de energía, pues actúa sobre el metabolismo hepático de la conversión de energía a nivel celular. En algunos países, lo venden en polvo, por lo que hay que pesarlo y luego dosificarlo con una cucharilla para que cada toma corresponda a unos 500 miligramos. El total diario aproximado que se debe ingerir es de 1.500-2.000 miligramos (cantidad a repartir en tres o cuatro tomas o cápsulas).

Si has elegido el zumo, durante esos cinco días de preparación tendrás que tomar cuatro vasos (es decir, un litro al día). Reparte los vasos a lo largo de la jornada, en este caso **fuera de las comidas**. ¿Por qué? Porque si mezclamos el zumo de manzana con las comidas obstaculizaremos la digestión al diluir los jugos gástricos y, sobre todo, se producirán muchas fermentaciones y gases intestinales por causa del azúcar que contiene. Como ya he dicho, este azúcar del zumo comercial mata el hambre y eleva los niveles de glucemia.

Si tienes o has tenido **candidiasis** (o crees que puedes tenerla), no uses nunca zumo de manzana, opta siempre por las cápsulas de ácido málico. El azúcar que contiene promueve y da vigor al hongo cándida (al cual precisamente también tratamos de desalojar mediante la LH). Muchas personas, especialmente mujeres que han seguido dietas de adelgazamiento, lo albergan en su intestino sin ni siquiera saberlo, hasta que aflora vaginalmente. La recuperación de la digestión hepática ayudará a erradicarlo, y luego veremos también los enemas de café con el mismo fin.

Aunque esto es opcional, el último día de la semana de preparación, el viernes, **no cenaremos nada que contenga aceite o grasas**, ni tampoco proteínas, ni lácteos, con el fin de que la vesícula ya no se vacíe, de tal modo que vaya acumulándose en ella la mayor cantidad de bilis posible para *enfrentar* el aceite de la noche siguiente y eliminar de ese modo los cálculos del hígado y la vesícula.

A lo largo del sábado (el día de la limpieza) no tomaremos tampoco ningún tipo de grasa o proteína por esta misma razón. El sábado puede tomarse el zumo por la tarde si hay hambre o si se sufren bajones de azúcar, aunque lo ideal es beber solo agua en abundancia. Durante toda la semana de preparación es fundamental beberla en abundancia para que el cuerpo la acumule en la medida necesaria, porque las sales van a eliminar mucha. No disponer de agua suficiente puede hacer que la evacuación no sea intensa ni eficaz.

Día de la limpieza: sábado

Desayuno

Por la mañana se puede tomar medio litro o más de zumo de manzana, o mejor un par de cápsulas de ácido málico, en dos tomas, al levantarse y a media mañana. Desayunaremos y almorzaremos solo fruta, pan, o cereales… pero **todo sin grasas ni proteínas**, igual que la noche anterior, con el fin de mantener la vesícula llena de bilis para la expulsión de esta noche. Se puede empezar el día con agua caliente, infusiones de plantas, zumos, batidos verdes crudos, manzanas —u otras frutas— y pan.

Almuerzo

Al mediodía debemos comer arroz no integral o bien patatas, tan solo cocidos en agua o caldo de verduras pero siempre sin aceite. Es mejor no comer alimentos con fibra para que durante la expulsión no salgan *artefactos*, sino las piedras tan solo. Esta comida tampoco debe incluir proteínas (carne, pescado, huevos, nueces, soja, queso, salsas…) porque estimulan la salida de la bilis y tenemos que reservarla para la noche. Hay que comer en cantidad suficiente al mediodía para no pasar mucha hambre a lo largo del día. Si tienes hambre por la tarde, toma zumo de manzana, pero no comas más o puedes estropear el protocolo.

Después del almuerzo hay que esperar al menos cuatro horas antes de empezar con el protocolo en sí de la LH, por lo que es recomendable comer antes de las 15 h y empezar con las sales sobre las 19 h aproximadamente.

Este horario puede adelantarse o atrasarse en función de la agenda de cada uno, pero como la noche puede ser larga tampoco conviene empezar muy temprano.

Como decía, no debe ingerirse alimento alguno después de esta comida del mediodía, o podemos arruinar todo el proceso expulsivo. Sí, en cambio, hasta las 18 h es muy recomendable beber agua templada en cantidad suficiente (dos litros al día, o más en verano), pues las sales tienden a deshidratar el organismo. Mejor no beber a partir de esa hora (18 h), salvo que haya mucha sed, y siempre procurando dejar un amplio intervalo de tiempo antes y después de la toma de las sales y, sobre todo, del aceite.

Durante la limpieza hepática, se debe evitar tomar medicamentos o suplementos, salvo que sean imprescindibles, puesto que hacen trabajar al hígado. En todo caso, consulta con tu médico o terapeuta, y no dejes de tomar los medicamentos nunca por tu cuenta.

No se debe llevar a cabo la LH si se está pasando el curso agudo de alguna enfermedad, o con la menstruación. Tampoco durante el embarazo o en periodo de lactancia.

Cena

Este día, **sábado**, es cuando se toma el aceite, por la noche. Es mejor tener libre el día siguiente —domingo— para estar en casa descansando tras la expulsión de las

El proceso de LH

piedras y recuperándonos de la «resaca grasa». Puede ser una noche memorable por muchas razones.

Actuaremos en intervalos de dos horas (19 h-21 h-23 h), con la excepción de las lavativas, que serán poco después de las primeras sales de Epsom. Por tanto, lo primero es preparar las sales laxantes un cuarto de hora antes de las 19 h.

Cómo preparar las sales de Epsom

Las sales de Epsom, llamadas así por la localidad inglesa donde se descubrieron e hicieron famosas, se componen de sulfato de magnesio. En otros países se denominan *sales inglesas*, *sales amargas* o *sales de la higuera*, y se caracterizan por su sabor muy amargo y porque tienen una acción laxante que nos ayuda a expulsar rápidamente las piedras, de tal modo que estas no se reabsorban durante su recorrido por el intestino. Pero además, como ya he indicado, las sales de Epsom tienen la importante propiedad de **relajar y dilatar** los conductos intrahepáticos y los conductos biliares externos, facilitando de esta manera la salida sin obstrucciones del contenido acumulado en ellos. Son todas ellas propiedades del magnesio, cuyo sabor no te dejará indiferente cuando lo pruebes (de hecho, en el blog, algunos limpiadores las llaman *las sales de Chernobyl*).[*]

---

[*] http://lalimpiezahepatica.blogspot.com

Para preparar las sales debes echar primero en una jarra tres vasos llenos de agua (de 250 cc cada uno) y disolver después en ella cuatro cucharadas soperas de sales de Epsom. Tienen que estar colmadas, o sea, bien llenas, formando una montañita en la cuchara. Esto es lo indicado para una persona promedio de 70-80 kilos, pero en ningún caso uses más de esta cantidad. Si pesas alrededor de 50 kilos o menos, debes usar tan solo tres cucharadas colmadas. No te va a pasar nada por usar más, pero es importante no abusar sin motivo para no tener problemas de deshidratación. Asimismo, es fundamental beber agua suficiente desde horas antes pero también después de su consumo, para evitar dicha deshidratación. Si padeces de los riñones, límpialos antes de usarlas (más adelante tienes recomendaciones al respecto). En todos los casos NO OLVIDES beber mucha agua el día de la limpieza para evitar complicaciones que nada tienen que ver con el proceso de limpieza hepática y sí con una realización incorrecta del protocolo.

Una vez hecha la dilución, removemos con la cuchara el agua que adquirirá de pronto un aspecto lechoso. Al cabo de pocos minutos más veremos que vuelve a estar completamente transparente, igual que antes de echar las sales, pero el sabor ya no será el mismo...

Esta dilución la tomarás repartida en cuatro partes, es decir, harás cuatro fracciones a partir de los tres vasos de agua iniciales que echaste (750 cc entre cuatro igual a 187,5 cc). Cada vaso de sales por tanto será de aproximadamente 190 cc, que tomarás en los intervalos horarios indicados. Cabe recordar aquí que un centímetro cúbico (1 cc) y un mililitro (1 ml) son la misma cantidad; pueden, por tanto, usarse indiferentemente ambas medidas.

El sábado será la primera toma a las 19 h, y la segunda a las 21 h. El domingo por la mañana, es decir, doce horas después, a las 7 h-7:30 h –aproximadamente– tomarás la tercera toma, y a las 9 h-9:30 h la cuarta. Repito que cada toma debe ser de unos 190 cc para que vayan bien repartidas las sales y hagan su efecto laxante.

El primer trago de sales es el mejor, quizá porque su sabor es inesperado. A continuación, si te resulta imposible de soportar, puedes quitarte el amargor que deja bebiendo un pequeño –repito, pequeño– sorbo de zumo de manzana o de Coca-Cola. Esto lo hace más soportable al eliminar el mal regusto que deja, y de paso evita que se nos revuelva el estómago, pero recurre a ello solo si es imprescindible.

Aproximadamente una hora después de las primeras sales, debes vaciar el colon de heces mediante una serie de **LAVATIVAS** seguidas (ver el apartado correspondiente, en la página 211). Tener el colon vacío facilitará una mejor eliminación de los residuos hepáticos, pues se produce un efecto «sifón», que facilita la bajada de la mezcla de aceite y también su digestión, así como la posterior evacuación. Esto permite además que durante la expulsión de la mañana del domingo las piedras salgan solas y limpias, en vez de ir mezcladas con las heces antes allí acumuladas.

Poco después de las lavativas, hacia las 21 h tomarás el segundo vaso de sales de Epsom. Probablemente el estómago te haya quedado un tanto revuelto con las anteriores sales, así que aprovecha para sentarte y descansar. Puedes leer acerca de la LH, por ejemplo, y repasar este libro u otros. Con el tiempo y la práctica irás conociendo mejor tus reacciones ante cada ingrediente ingerido, porque cada limpieza es distinta.

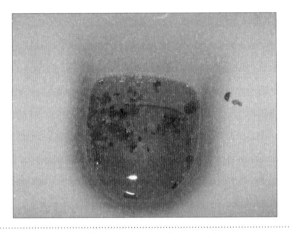

Los cálculos no calcificados son de colesterol y flotan en el agua del inodoro. Los calcificados o duros, en cambio, se irán al fondo. De ahí la necesidad de utilizar el recogedor de plástico para ese único uso, con el fin de hacerles luego una foto como testigo del volumen expulsado.

Cuantos más síntomas de enfermedad tiene uno, más ardua y dura es de llevar a cabo la limpieza, pero también más ilusionantes son los resultados que nos ofrece. Con el tiempo, las limpiezas se hacen más y más soportables. Mis últimas limpiezas apenas me producían molestias; en cambio, las primeras eran un auténtico calvario. De algún modo, todas estas incomodidades iniciales reflejan nuestro estado previo, y su resolución progresiva, nuestra mejoría.

Para esa hora, sobre las 21 h, lo habitual es que los intestinos hayan comenzado su carrera evacuatoria debido al efecto de las primeras sales, aunque en algunos esto sucede más tarde, quizá coincidiendo con la toma del aceite. Si es este tu caso, retrasa un poco la ingesta de la mezcla y espera a que cesen las evacuaciones, pero retrasa igual el protocolo de la mañana del domingo. Puedes postergar hasta una hora la toma del aceite si te coincide que tienes que ir continuamente al servicio a evacuar, pero no es lo habitual.

En algunas personas, e incluso en diferentes LH de la misma persona, las sales no activan el intestino hasta la mañana siguiente. Esto es raro y puede ser por falta de agua en su dieta habitual o por haber utilizado poca cantidad de sales para su peso. Si está bien ajustada la dosis lo normal es comenzar a evacuar sobre dos horas después de tomarlas. Pero todo esto son reacciones individuales y uno debe ajustarse a ellas. Es importante que el cuerpo disponga de agua suficiente acumulada para que las sales hagan su efecto en el plazo habitual. En individuos con deshidratación crónica, que también suelen ser víctimas del estreñimiento, la diarrea puede retrasarse, por ello mi insistencia en la ingesta de agua, cuya falta es siempre lo que genera los problemas. De ahí la IMPORTANCIA de

Guía para limpiar el hígado, la vesícula y los riñones

beber agua suficiente a lo largo del sábado, así como durante toda la semana de preparación de la LH.

El hambre del sábado por la tarde-noche se mitiga también bebiendo agua, pero la función principal del agua es ayudar a arrastrar las toxinas al exterior. Las sales eliminan el agua orgánica —extra e intracelular— y si no hemos bebido suficiente a lo largo del día, podemos tener molestias renales o circulatorias, así como bajadas de tensión. Cuidado, por tanto. Hay personas que han acudido al servicio de urgencias hospitalarias tras una LH, simplemente por no haber tenido en cuenta esta poderosa razón, que me obliga a insistir constantemente. Culpan después a la limpieza hepática cuando en realidad se trata de un problema ocasionado por la deshidratación crónica que arrastran y por una mala prevención a la hora de llevarla a cabo. Por lo tanto, durante el sábado, recuerda que es necesario beber al menos de dos a tres litros de agua, según el clima, y repetirlo también al día siguiente, domingo. Es mejor que sea agua templada, especialmente en invierno, o infusiones.

¡CUIDADO! No beber bastante agua puede convertir la LH en una práctica con riesgo para algunos, debido al uso de las laxantes (Y SECANTES) sales de Epsom, especialmente cuando se tienen padecimientos previos de riñón (ver el apartado sobre limpieza renal, página 231) o una coagulación excesiva de la sangre.

Toma de la mezcla de aceite

Sobre las 23 h habrá llegado el momento cumbre, pues a esa hora tomarás la mezcla de aceite y pomelo con la saborizante Coca-Cola. El aceite de oliva virgen extra es el agente primordial de la cura porque sirve para provocar la reacción biliar de expulsión de los residuos —conocidos como cálculos biliares o piedras— contenidos en el hígado y en los conductos biliares. Estos residuos han sido, durante los días de preparación, reblandecidos por la acción del ácido málico y la lecitina de soja.

Junto al aceite tomaremos al menos una cantidad similar de zumo de pomelo (125 cc). Si no soportas el pomelo puedes usar limón o naranja, aunque no son tan eficaces. El zumo de pomelo es muy bilioso y sirve no solo para restar sabor al aceite, sino también para ayudar en la purga de los canales hepáticos y de la vesícula. Además, los zumos de cítricos rompen la tensión superficial del aceite y asientan toda esa grasa en el estómago y, por tanto, minimizan la tendencia del aceite a provocarnos náuseas o vómitos. Usa solo aceite de oliva virgen extra que, si es suave y afrutado, sabe mejor.

Un poco antes de las 23 h, con un medidor debes preparar medio vaso de aceite (125 cc) y medio vaso (125 cc) de zumo de pomelo. Mezcla ambos ingredientes en un bote con tapa y agítalo hasta que se mezclen bien. La mezcla resultante adquirirá un tono amarillento pajizo si es con limón o algo rosado si es con pomelo. Es una mezcla inestable, en la que al aceite tiende a flotar, por eso hay que agitarlo y no debes esperar mucho para beberla.

Fusión: después, a esta mezcla —que es la original— le puedes añadir si lo deseas un poco de Coca-Cola, normal o sin cafeína (para que no te quite el sueño). Te lo recomiendo mucho, porque añadir aproximadamente unos 50-80 cc de refresco mejora notablemente la ingesta y la eliminación, pero prueba por ti mismo. Antes de añadirlo, le habrás quitado el gas que contiene (ácido carbónico) removiéndolo con una cucharilla. Mejor el de botella de cristal que el de lata. Lo añades al aceite y al pomelo, y después remueves todo con cuidado, antes de tomártelo al pie de la cama. La Coca-Cola no solo le cambia notablemente el sabor a la mezcla sino que aporta acidez debido a su pH (1,5), lo que ayuda a digerir mejor la mezcla aceitosa.

Tras la mezcla puedes beber unos pequeños sorbos de zumo de manzana o, mejor, del refresco restante, con el fin de quitar el regusto aceitoso y nauseoso que deja. Pequeños sorbos, ojo, no todo el refresco.

Toma la mezcla SIEMPRE al pie de la cama y acuéstate inmediatamente, porque esto facilita el arranque de piedras. Hazlo de un trago o dos, o los que necesites, pero no tardes más de cinco minutos en ingerirlo. Algunos prefieren usar pajita, pero cuanto más lo saborees mas náuseas te provocará. Es mejor hacerlo en un trago continuo y calmado. También puedes taparte la nariz porque eso te ayuda a beberlo todo de un solo trago. Con el tiempo y la práctica serás experto.

Para ese momento de la toma, debes haber dejado todo preparado con el fin de poder acostarte INMEDIA-TAMENTE, como por ejemplo una **bolsa de agua caliente** para los pies (aunque no haga frío, ayuda mucho y es siempre imprescindible en invierno), doble almohada dispuesta y la orina ya evacuada... Ah, y nada de teléfono móvil. Ten a alguien como cuidador de confianza, que te ayude con la preparación de todo esto.

Una vez ingerida TODA la mezcla, acuéstate sobre el costado derecho, semiincorporado, y permanece así al menos durante una hora, sin moverte y procurando tener siempre la cabeza más alta que el estómago. Estate atento a tu hígado y tu vesícula a ver qué notas. La posición lateral derecha permite un mejor vaciado del contenido del estómago hacia el duodeno, que está en ese lado. En el duodeno es donde a continuación se libera la enzima *colecistoquinina*, la cual activa la vesícula (y el hígado) para vaciarse de bilis. Por tanto, esta posición facilita el trabajo digestivo, ya que favorece el vaciado del estómago pero también el de la vesícula y el hígado. Por eso no es bueno moverse de aquí para allá tras tomar la mezcla, dado que puede sobrevenir el vómito.

La posición de *decúbito supino*, o bocarriba, también es favorable para la expulsión de residuos, siendo quizá más soportable, pero mejor a partir de la segunda hora o bien a lo largo de la noche. Aguanta todo lo que puedas sobre el lado derecho, con la pierna derecha doblada en dirección al pecho, antes de situarte bocarriba. Cuando te coloques en esa posición, vigila que no se doble excesivamente el abdomen por la banda hepática y que el tronco permanezca bien estirado, con lo cual la vesícula podrá vaciarse mejor. Debemos incorporar bien la cabeza y cuanto menos nos movamos, mejor irá todo.

PROTOCOLO PARA EL SÁBADO	
19 h	Primera toma de Sales de Epsom (190 cc).
20 h	Lavativas, repetidas varias veces.
21 h	Segunda toma de Sales de Epsom (190 cc).
23 h	Toma de la mezcla de medio vaso de aceite (125 cc) + medio vaso de zumo de pomelo (125 cc) + 50-80 cc (aproximadamente un tercio de vaso) de Coca-Cola clásica o sin cafeína. Acostarse.

Síncope: una vez transcurrida esa hora inicial sobre el costado derecho, podemos levantarnos durante unos breves minutos para acudir al servicio a orinar. El hecho de levantarse al cabo de una hora puede facilitar en parte la bajada hacia el intestino de los residuos alojados en el estómago y en el duodeno, pero también corremos el riesgo de provocarnos náuseas y vomitarlo todo. Cuidado al moverse, o podemos hacer refluir el aceite hacia el estómago y activar el vómito sin querer.

Si te sobreviene el vómito, déjalo salir, no lo impidas, o puede darte una reacción vagal conocida como «síncope vaso-vagal». No es peligrosa, salvo si te das un golpe en la caída. Por eso, túmbate rápido en el suelo y pide ayuda si notas que te mareas o que la vista se va a negro. No es habitual, pero te lo explico porque a algunos les ha sucedido. Todo ello es por resistir la aparición del vómito. Este vómito no aparece en la mayoría de las personas, salvo que se muevan excesivamente en la cama o tengan muy débil su fuerza digestiva y no resistan la presencia del aceite. En este tipo de casos se puede bajar el volumen de aceite en la limpieza. En algunas de estas personas la reacción nauseosa y el vómito sobrevienen además de un modo tardío, es decir, a altas horas de la madrugada, con todo aún sin digerir en el estómago, por lo que el cuerpo reclama la expulsión por la boca. Puede que una gran parte del aceite haya bajado y realizado su efecto, o bien puede que sea todo vomitado por el estómago. En el primer caso habrá cumplido seguramente su función y en el segundo solo quedará repetir la experiencia al cabo de unas semanas.

En todo caso, no hay que resistir el vómito sino facilitarlo para que nos alivie del malestar o indigestión. De no hacerlo se puede producir este síncope vaso-vagal, que es una reacción de desmayo por sobrestimulación del nervio de la digestión (vago). Seguir correctamente el Método Fusión nos ayuda a evitar todo esto.

Descanso: durante el resto de la noche, a poder ser, permaneceremos sin movernos mucho en la cama, mientras esperamos atentos a que los residuos y piedras vayan soltándose y saliendo del lugar en el que han estado años. En ocasiones, incluso podremos percibir los movimientos contráctiles de la vesícula. Esto no será siempre, ni en todos los casos, ni en todas las limpiezas, pero es cierto que a veces se siente como si una hilera de hormigas recorriera el interior del hígado, produciendo una especie de cosquillas mientras van bajando por sus conductos. Cada limpieza procura unas sensaciones únicas, no solo físicas, sino también emocionales y mentales, debido a las descargas que promueve a todos los niveles. Las peores molestias suelen ser las iniciales, dependiendo del grado de enfermedad que tenga el practicante.

Asimismo, durante el invierno, el hecho de **calentar la mezcla** oleosa al baño maría antes de tomarla puede facilitarnos enormemente su posterior digestión, sin que caiga tan pesada en el estómago por estar fría. Lo mismo se puede decir de las sales de Epsom. El frío retarda la digestión, pero el calor la acelera, y el hígado es siempre el encargado de promover el fuego digestivo. Esto es lo más adecuado para climas fríos o fuera de la época estival, en la que sí se puede tomar todo a temperatura ambiente. Una lámpara de **calor infrarrojo**, situada alumbrando la zona del estómago, puede sernos de ayuda, pero nunca debe utilizarse más de quince o veinte minutos.

Se puede tomar una cápsula de ornitina, melatonina o triptófano para ayudarnos a dormir mejor. Ya he comentado que es muy aconsejable colocar una **bolsa de agua caliente en los pies**, sobre todo en invierno o en climas fríos, por el destemple (frío en la piel) que provoca el empacho de aceite. Esta bolsa de agua caliente favorece mucho el bienestar y la comodidad nocturna; no la obvies porque te facilitará el descanso notablemente, ya lo comprobarás. Lo mismo podemos decir del agua que bebemos durante la semana de preparación, a la que cabe añadirle un chorrito de agua muy caliente para que pierda el frío y se beba mejor sin que estorbe el proceso digestivo, que ama el calor.

El día de la expulsión: DOMINGO

Es el gran día. El domingo por la mañana recogeremos los resultados de nuestro esfuerzo nocturno. Tómatelo de descanso porque este día vas a ir expulsando las piedras en cada viaje matinal al servicio. Generalmente saldrán más en tu primer o segundo viaje al inodoro, cuando el efecto de las sales de Epsom sea bien patente, lo que suele ocurrir tras la segunda toma de las sales por la mañana, es decir, a partir de las 9 h.

Algunas personas, en cambio, no expulsan nada hasta el mediodía e incluso unas pocas, hasta la tarde. Como en tantas otras cosas, hay factores individuales que intervienen en ello, pero quizá el más determinante sea la mayor

123

o menor cantidad de sales empleada y la disponibilidad o abundancia de los líquidos orgánicos. No hay que abusar, pero tampoco quedarse corto. De ahí la necesidad de ajustarse a las proporciones de los ingredientes ya citadas.

A última hora de la tarde ya estaremos completamente operativos en la gran mayoría de los casos, pero no está de más quedarse en casa descansando. Dependiendo de tu estado previo, este día puedes acabar agotado, pero el lunes estarás mucho mejor. Con el tiempo y las limpiezas, nos iremos haciendo expertos y el lunes será un día especial.

Este día –DOMINGO– debes tomar otros dos vasos de sales de Epsom, a las 7 h y 9 h de la mañana, tal y como hiciste doce horas antes, a las 19 y 21 h del sábado. Durante el intervalo entre ambas tomas puedes volver a la cama, pero permanecer de pie o sentado puede ayudar a que bajen los restos más fácilmente. Yo suelo acostarme de nuevo a las 7 h y aprovecho para seguir descansando, pero si te apetece levantarte están recomendados los estiramientos tipo yoga o practicar taichí. En mis primeras limpiezas estos ejercicios me resultaban imposibles porque estaba agotado. No así en las últimas, que me levantaba más fresco y vital.

Probablemente a partir de las 9 h empezarás con la diarrea producida por las sales y tendrás necesidad de acudir reiteradamente al servicio cuatro, cinco, seis o más veces. En cada viaje irás expulsando piedras verdes, crema, marrones, negras o blancas, las cuales quedarán recogidas en un escurridor de verduras que habrás dispuesto dentro del inodoro. El escurridor sirve para recoger solo las piedras, mientras deja pasar el agua diarreica.

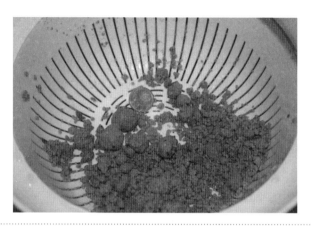

Escurridor con piedras o residuos hepáticos, comparados con una moneda de cinco céntimos de euro.

Gracias al vaciado de las lavativas aplicadas el día anterior, en este momento no saldrán heces con las piedras, sino que estas saldrán limpias. Con el colador dentro del inodoro no se te escapará ni una, salvo que sean muy pequeñas. Es importante recogerlas para poder determinar la cantidad que eliminas en cada limpieza, por lo que debes fotografiarlas antes de tirarlas, como recurso gráfico para recordar en el futuro. Anota la fecha en tu agenda, para saber cuándo deberás repetirla.

También puedes guardar las piedras en un bote y congelarlas para enseñárselas a los incrédulos o bien para llevarlas a analizar. En este caso, explícales que las analicen siguiendo el protocolo para las piedras de la vesícula, o las pueden echar a perder. Los cálculos son grasa (colesterol) y a temperatura ambiente se licuan pronto si no las congelas, especialmente en verano o en climas cálidos. Comprueba en Internet que tus piedras son exactas a las que obtienen los cirujanos tras extirpar la vesícula, e incluso puedes enseñárselas a tu médico, que las mirará con asombro.

Debido a las sales de Epsom, tras cada evacuación, hay que lavar el ano con agua fría en el bidé, y después secarlo bien con un paño seco. Esto evitará que la zona se irrite y escueza. Usar papel higiénico no es suficiente en los casos de diarrea, pues los restos ácidos de esta afectan a la piel del perineo y pueden incluso formarse grietas dolorosas.

Tarde del domingo

Una vez terminada la expulsión matinal, bien hidratados y alimentados de nuevo, las fuerzas irán recuperándose a lo largo de la tarde, y especialmente durante la noche del domingo. Esa misma tarde del domingo debes aplicarte una serie de lavativas para limpiar de nuevo el intestino, o correrás el riesgo de que permanezcan alojadas en él algunas de las piedras que hayan salido por la mañana. Hay que evitar que se reabsorban en el colon, por lo que debemos proceder a evacuar de nuevo el intestino grueso SIEMPRE tras la LH con una serie de lavativas. Esta práctica poslimpieza es fundamental para evitar reabsorberlas.

> Si no estás dispuesto a hacer las lavativas poslimpieza hepática, no debes llevar esta a cabo.

No aplicarse las lavativas después de arrancar las piedras del hígado o la vesícula puede dar lugar a una apendicitis y/o síntomas de intoxicación. Es IMPORTANTE insistir en ello: debemos lavar el colon el domingo por la tarde y el lunes de nuevo.

El lunes con un par de ellas bastará. Es así porque los restos alimenticios procedentes de la comida y de la cena del domingo habrán avanzado hasta el tramo final del colon, conjuntamente con cualquier resto de la LH que pudiera haber quedado por allí.

También puedes programar una cita y acudir el lunes a un centro de *hidroterapia de colon* para vaciarlo a fondo mediante este procedimiento de gran eficacia terapéutica. Busca tu centro más cercano en www.adhico.com. Teniendo en cuenta que no necesitas hacer demasiadas sesiones (una tras cada limpieza hepática) y que tener el colon limpio produce enormes ventajas para la salud, es una práctica absolutamente recomendable que todos debiéramos hacer ocasionalmente. No confundas la práctica de la hidroterapia de colon con las simples lavativas que, si bien sirven para vaciar el tramo final del colon, no alcanzan el fondo del saco colónico como hace la auténtica hidroterapia de colon.

Ahora bien, **realizar lavativas el domingo y el lunes es suficiente** para vaciar los restos que puedan quedar allí procedentes de la limpieza hepática, sin tener que incurrir en gastos que limiten la puesta en práctica de la LH. En el correspondiente apartado (página 211) explico cómo realizar las sencillas pero eficaces lavativas.

Resumen del protocolo de LH (Método Fusión)

SÁBADO
19 h. Agrega de 3 a 4 cucharadas soperas bien llenas de sales de Epsom, a 3 vasos de agua (750 ml) filtrada, todo ello en una jarra (añade aproximadamente 3 cucharadas bien colmadas si pesas alrededor de 50 kilos y 4 cucharadas a partir de 60 kilos de peso). Espera a que se disuelvan bien y el agua vuelva a estar transparente. Después hay que dividir la jarra de agua en cuatro partes y tomar la primera parte (unos 190-200 cc). Las sales dilatarán y relajarán los conductos biliares, facilitando la salida nocturna de las piedras, y después también las eliminarán del intestino con la diarrea que provocan. Son nauseosas: no te muevas mucho y procura descansar.

20 h. Aplícate una serie de 4 a 5 lavativas de agua templada (37-38 grados) para vaciar el colon, o hasta que el agua salga limpia. No es necesario retenerla, es solo para vaciar los restos intestinales y que no se mezclen con las piedras de la noche. Recuerda beber agua a lo largo del día (2 litros) para mantener la hidratación a pesar del efecto diarreico de las sales de Epsom.

21 h. Bebe el segundo vaso de sales de Epsom (unos 190-200 cc). Te resultará más molesto aún. No bebas más agua, salvo para enjuagarte; ahora no es el momento.

23 h. Ingesta de la mezcla según el Método Fusión: lava previamente los pomelos (o limones en su defecto) para retirar los insecticidas y barnices de la piel. Exprime medio vaso aproximadamente de zumo de pomelo (125 cc) y mézclalo con otro medio vaso (125 cc) de aceite de oliva virgen extra; luego agítalo todo bien en un bote tapado. Añade a la mezcla anterior un tercio de vaso (50-80 cc) de Coca-Cola clásica o sin cafeína, a la que le habremos quitado el gas sacudiéndola y removiéndola después con una cucharilla. La bebida de cola mejora la digestión del aceite, hace que el sabor sea más agradable y favorece la eliminación (no abusar de ella). Puedes mitigar el mal sabor de boca que deja la mezcla del aceite con unos pequeños sorbos del refresco restante.

Ingesta: realizarla a pie de cama. Tomar toda la mezcla, no tardes más de 5 minutos, aunque lo mejor es hacerlo de un solo trago suave, con calma y sin prisa, incluso tapándote la nariz. Gracias a la Coca-Cola es bastante más llevadero.

Colocación en la cama: acuéstate inmediatamente tras la toma y –muy importante– ponte preferentemente sobre el costado derecho, pero siempre con la cabeza más elevada que el abdomen (dos almohadas). Sitúate con la pierna derecha doblada hacia el pecho en la medida de lo posible. Puedes colocarte bocarriba también, aunque es una postura menos eficaz (comprobado), pero solo si no aguantas más de lado. Debes permanecer así, quieto, durante al menos una hora, mientras la mezcla hace su efecto bilioso de descarga, por lo que es mejor apagar la luz y tratar de dormir. Quizá notes la expulsión, moviéndose a través de los conductos de tu sistema hígado-vesícula. No debes cambiar de posición bruscamente, o pueden aparecer náuseas e incluso en algunos casos una reacción vasovagal (desmayo) en quienes se resisten a vomitar. NO AGUANTES EL VÓMITO SI TE SOBREVIENE, AL REVÉS, DÉJALO SALIR, otro día repetirás la limpieza. Aguantar el vómito puede provocarte una desagradable reacción vagal que, salvo que te golpees, no es peligrosa. Debemos contar siempre con alguien que nos sirva de compañía y apoyo. Aunque esta reacción vagal es poco habitual, conviene saberlo y tenerlo en cuenta para poder manejarla o evitarla. Échate rápido en el suelo si notas que se te oscurece la vista.

Al cabo de una hora podrás levantarte para ir al baño –solo si lo necesitas– o bien si lo prefieres puedes situarte ya bocarriba y pasar así el resto de la noche durmiendo. Una bolsa caliente en los pies te ayudará mucho a descansar. Es una larga noche.

DOMINGO

7:00-7:30 h. Bebe el tercer vaso de sales de Epsom (unos 190-200 cc), y si tienes sueño, vuelve a la cama, aunque es preferible estar erguido a fin de ayudar a la bajada de los restos por el intestino para su evacuación final. Coloca el escurridor de verduras en el inodoro porque la diarrea intensa puede sobrevenir en cualquier momento.

9:00-9:30 h. Bebe el cuarto y último vaso de sales de Epsom. Suele ser el más difícil, pero debes beberlo para vaciar el contenido del sistema hígado-vesícula. Durante la mañana, generalmente después de esta toma, y en algunos pocos casos por la tarde, se tendrán varias deposiciones líquidas con presencia de cálculos biliares de distintos tamaños y colores. Algunos serán originados esa misma noche (los verde esmeralda), pero saldrán otros procedentes del hígado-vesícula (amarillo crema, marrones, negros, verde oscuro, blancos...) o incluso, con suerte, la peligrosa arenilla dorada que atasca el sistema. Y con ellos saldrán múltiples toxinas líquidas acumuladas en tu hígado, metales pesados, tóxicos diversos y quizá también parásitos.

11 h. Ya puedes beber agua templada, infusiones o zumo de naranja. Toma suficientes líquidos si no quieres sentirte débil. Las sales deshidratan mucho, así que bebe bastante agua templada hoy. Fotografía los restos eliminados y anota la fecha los y resultados. ¡Enhorabuena!

13h-14 h. Ya puedes comer con normalidad, aunque seguramente tendrás poca hambre aún. Acabas de salir de una auténtica cirugía sin bisturí. Haz hoy una dieta blanda de posoperatorio.
A la hora de la cena, en cambio, suele aparecer bastante hambre: cuidado pues, sé comedido y no te sobrepases aunque tengas mucha hambre.

131

Por la tarde, debes aplicarte una serie de lavativas para garantizar el desalojo de los residuos intestinales y que estos no se reabsorban de nuevo. También te puedes aplicar un enema de café, que ayuda a la expulsión de más toxinas del hígado. Tienes que repetir las lavativas al día siguiente, lunes, hasta tener el colon perfectamente limpio de restos porque son tóxicos y no deberían reabsorberse. Ten en cuenta que vas a estar al menos dos días sin hacer de vientre porque has vaciado todo el contenido intestinal. Si se presentan molestias inflamatorias realiza baños de vientre y asiento para desinflamar los intestinos del efecto de las sales. Asimismo, si te aparecen molestias en la zona hepática, es habitual; toma dos o tres comprimidos de cloruro de magnesio al día, así como lecitina de soja y ácido málico dos o tres veces al día

Recomendación final: sigue tomando varios comprimidos de ácido málico, durante una o dos semanas, para que no se estanque de nuevo el flujo biliar con los residuos que seguirán bajando desde el fondo del hígado. Has comenzado el proceso de vaciado que llamamos LH. No tengas prisa, fotografía los resultados, y en un mes aproximadamente repite la experiencia. No toques las piedras si no tienes guantes. Comparte tu experiencia con otros, si muestran interés. Y felicidades.

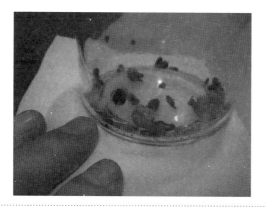

Primera y segunda limpiezas hepáticas del autor.

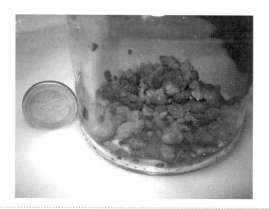

Tercera limpieza hepática del autor.

¿Y después?

A las veinticuatro o treinta y seis horas de la LH, probablemente empezarás a notar una gran mejoría en forma de claridad mental y energía (dependerá de tu estado previo), pero puede desaparecer en pocos días según las piedras del interior de tu hígado sigan bajando y atascando de nuevo los conductos. Reaparecerán incluso los síntomas previos, lo que te indicará la necesidad de una nueva ronda de limpieza en unas tres o cuatro semanas. Normalmente se hace una limpieza al mes, pero en hígados muy colapsados pueden acortarse algo las fechas. Si tuvieras molestias muy importantes, o urgentes, puedes repetirla en una o dos semanas, pero no se debe abusar de las limpiezas tan seguidas, salvo que sea imprescindible por causa de obstrucciones poslimpieza hepática. Los síntomas son los que nos darán la pauta, y por eso es muy recomendable seguir tomando el ácido málico durante una semana o dos más tras la LH, a razón de dos o tres cápsulas al día aproximadamente. Con el ácido málico evitamos que los sedimentos o piedras que hemos removido dentro del hígado se sedimenten o se sequen donde no deben, es decir, dentro de los conductos intrahepáticos. Debemos procurar que estos conductos no se reobstruyan de nuevo, lo que impediría el flujo de salida de sus jugos y nos causaría molestias y síntomas agudos muy fastidiosos.

Al cabo de varios días, o semanas, los cálculos o depósitos del fondo del hígado necesariamente se irán moviendo y avanzando. Con ello, volverán a notarse algunas de las molestias previas, bien sean digestivas o de otro tipo como dolor sordo hepático en el costado derecho. Eso tan solo nos estará indicando que hay que hacer pronto la siguiente ronda de limpieza. Una vez que hemos empezado a remover las «tierras» dentro del hígado, es mejor continuar hasta que desaparezcan los síntomas de las dolencias que nos afecten.

Come durante varios días alimentos cocidos, ligeros, suaves. De la LH se suele salir con hambre; a pesar de ello, come poca cantidad al principio y bien masticado. Algunos que han salido de la LH con mucha hambre y se han propasado comiendo en la cena del domingo han tenido molestias gástricas, e incluso nuevos cólicos de vesícula.

A muchas personas con cálculos en la vesícula no les salen sus piedras a la primera limpieza, por lo que los cólicos pueden acentuarse si no mantienen el cuidado dietético hasta haberlas eliminado completamente. A veces los cálculos de la vesícula tardan bastantes limpiezas en salir, pero esto depende de una serie de variables: tamaño, número de años que llevan dentro, estado funcional de la vesícula, llenado de bilis, grado de congestión hepática, etc. Se han empezado a reblandecer y ¡ya saldrán! Recuerda que esto es un proceso y que son necesarias varias limpiezas: si la primera falla habrá otras oportunidades.

Cada limpieza es distinta, y las sensaciones también varían con cada una de ellas. Algunos pasan por fases semidepresivas y otras de euforia. Algunos eliminan a la primera mucho, otros nada. Hay que considerar todos los síntomas que observemos dentro del conjunto de limpiezas que llamo **proceso de limpieza hepática**, o estaremos abocados al fracaso. *Continuidad* es la palabra, y solo cuando todos los síntomas vayan desapareciendo podremos empezar a pensar en hacerlas anuales o bianuales.

Son síntomas de reobstrucción:

- *Dolor sordo*, o molestia permanente en el costado derecho, que no cede al acostarse de lado ni tras masajear en torno al ombligo para dar salida a los gases que se suelen acumular en el ángulo hepático del colon. Esto es algo típico tras las primeras limpiezas, y no debemos alarmarnos si no es un dolor fuerte y agudo tipo cólico. Tampoco debemos confundirlo con el dolor por gases acantonados en el ángulo hepático del colon, el cual sí puede ser a veces tipo cólico. Este dolor sordo, o dolor hepático, irá cediendo con el tiempo, haciéndose intermitente hasta desaparecer por completo gracias al ácido málico y la lecitina de soja. También puedes tomar unos comprimidos de cloruro de magnesio en la cena (ayuda a descansar) para mantener relajados los conductos, pues casi todos estamos faltos de magnesio. Pero ante cualquier duda seria, consulta a un profesional.

- *Heces acólicas* (sin color) *o de color poco oscuro*. Tienen color claro, amarillento claro o mostaza y son pegajosas, de tal modo que no permiten avanzar a los gases. Es por falta de bilis liberada por el hígado.

- *Digestión retardada y lenta*, falta de apetito.

- *Alteraciones emocionales* vinculadas al hígado, como ira, mal humor, tristeza, crisis de angustia o crisis de pánico.

- *Síntomas hepáticos* diversos, como exceso de sueño, mucho cansancio, fatiga inmotivada, mal descanso nocturno, ansiedad e incluso claustrofobia en lugares estrechos como ascensores.
- *Reagudización de síntomas* de enfermedades previas.

Haremos sucesivas limpiezas hasta que poco a poco recuperemos nuestra salud, lo cual depende del grado de obstrucción hepática del que partamos. Según mi experiencia, pueden ser necesarias bastantes (hasta veinte, o incluso treinta limpiezas) en algunos casos crónicos, dependiendo del grado de obstrucción de cada cual. Hay gente que ha hecho ¡más de doscientas! Pero esto no es lo habitual en absoluto: la mayoría solo necesitarán seis, ocho, doce o incluso menos limpiezas, sobre todo si las hacen con un afán preventivo. De todos modos, una limpieza anual es muy recomendable para casi todos.

Hasta hace poco **creíamos que las piedras cesaban de salir** al cabo de unas cuantas limpiezas, tal como expone Moritz en su libro. Según mi experiencia esto no es del todo así, sino a la inversa: cada vez salen más piedras color verde guisante, a mi juicio porque son el producto de la mayor afluencia de bilis que tiene lugar para digerir la mezcla de aceite. Las que sí menguan en cambio, poco a poco, son las piedras de otras tonalidades, que **son propiamente los residuos hepáticos que nos interesa eliminar**. Su número decrece según se van expulsando con las limpiezas, a pesar de que las piedras de tonos verde claro seguirán saliendo. La mejor guía para saber cuándo hay que parar es observar la remisión de los síntomas.

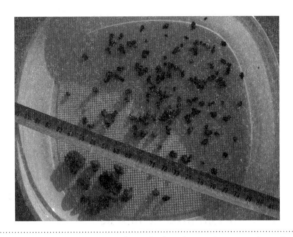

Colección de pequeños y grandes cálculos eliminados, con una referencia métrica para ver mejor su tamaño, listos para fotografiar como recuerdo.

Lo recomendable es partir de la idea inicial de llevar a cabo una limpieza por mes, al menos durante un año, que en total son doce limpiezas hepáticas. Desde ese punto, con la mejoría que obtengamos, y según cómo nos encontremos, podemos hacernos una idea del tiempo que puede llevarnos el proceso en total. Conforme se recupere la fuerza digestiva y desaparezcan los síntomas más agudos, podremos ir espaciando las limpiezas hasta hacerlas semestrales o bien anuales.

A partir de la remisión de nuestros síntomas podemos lavar el hígado cada seis meses, cada año o incluso cada varios años.

Tan solo en la etapa de curación debemos hacer la LH cada mes, o incluso, en casos muy agudos, cada quince o menos días. Cada uno debe decidir cuántas limpiezas debe hacer y su frecuencia, vigilando de paso sus riñones. Lo ideal es espaciar las LH al menos un mes o dos, y siempre considerando que **ocasionalmente deben limpiarse también los riñones** con plantas anticálculos cada tres o cuatro LH aproximadamente (ver el capítulo sobre la limpieza renal, en la página 231). No hay que abusar de nada, ni siquiera de las terapias naturales.

Las dosis de sales de Epsom aquí empleadas en principio no son perjudiciales, pero acortar los tiempos de las limpiezas y hacerlas muy seguidas puede conllevar un exceso de actividad intestinal inducida (colitis) o incluso sobredosis de magnesio, todo lo cual es antiterapéutico y potencialmente peligroso. En esto, como en todo, influyen además las condiciones individuales.

Para corregir y evitar la excesiva irritación del colon que pueden provocar las sales en algunas personas ya predispuestas te aconsejo los **baños derivativos de vientre**, para así minimizar las complicaciones. A continuación están descritos todos los procedimientos paralelos que forman parte del Método Fusión de LH.

Pueden salir cientos de cálculos con la limpieza o bien ninguno, depende del estado más o menos crónico de la enfermedad y de la sequedad de los residuos acumulados. Pero los resultados no se hacen esperar generalmente, a todos los niveles, lo cual suele entusiasmar a los practicantes. En realidad solo son varias noches de esfuerzo para una recompensa impagable. Debes saber que algunas personas con enfermedades crónicas han expulsado miles de piedras.

Cuando la lleves a cabo, verás que la LH es una técnica más sencilla de lo que parece y también comprobarás la salud que aporta. Después quizá se lo harás saber a tus familiares, o a tus conocidos, que dudarán hasta que vean tus piedras fotografiadas, al igual que tú también dudabas al principio. Es normal, pues nadie nos explicó nunca una terapia semejante. Si no tienen enfermedades agudas, ni muy importantes, pueden hacerlo todos los enfermos crónicos, salvo los que tengan problemas de coagulación o tendencia a padecer trombosis y aquellos en los que el sentido común no lo aconseje.

La LH no debe realizarse durante la menstruación, el embarazo, la lactancia, ni durante el curso agudo de cualquier enfermedad.

Prepara tu dieta durante la semana previa al fin de semana elegido para hacer la LH. Así te compensará con los mejores resultados posibles para ese momento orgánico de eliminación. No considero relevante el hecho de realizarla durante el cuarto menguante, pero es una cuestión opinable, pues es cierto que somos un setenta por ciento de agua, y la luna influye sobre el agua y nuestras emociones más de lo que pensamos.

Los enfermos inestables, o los cardíacos, es mejor que lo consulten con su médico si deciden hacerla. Siempre es preferible que la realicen con supervisión de un médico o de un buen terapeuta.

EN CUALQUIER CASO, QUEDA BAJO LA COMPLETA RESPONSABILIDAD DE CADA CUAL LLEVAR A CABO LA LIMPIEZA HEPÁTICA DESPUÉS DE HABERSE INFORMADO.
NADIE DEBE SEGUIR ESTA (NI NINGUNA OTRA TERAPIA) SI NO ESTÁ CONVENCIDO DE SU POSIBLE EFICACIA, O SI NO LA CONOCE BIEN. DEBE ADEMÁS SEGUIRSE ESTRICTAMENTE EL PROTOCOLO PROPUESTO PARA MINIMIZAR RIESGOS.

Recomendaciones para niños. Los niños no deben realizarla al menos hasta los catorce o dieciséis años y siempre bajo la aceptación paternal, ajustándoles además las dosis de cada ingrediente a su tamaño corporal. No hay mucha experiencia en este sentido en ningún sitio, y las sales en exceso pueden hacerles daño, por lo que hay que ajustarlas proporcionalmente a su peso, en comparación con lo recomendado para un adulto.

Minilimpiezas hepáticas

Para los niños afectados del hígado, lo mejor es darles **dos cucharadas** matinales de aceite de oliva virgen extra con unas gotas de limón, o hacer que beban un zumo de naranja a continuación, lo que yo denomino **minilimpiezas hepáticas**, durante una temporada. Son aproximadamente 12-15 cc diarios que se toman en ayunas, durante un mes, por ejemplo, y descansando una semana a continuación. Hay que añadirles tomas de jarabes de plantas prohepáticas hasta que tengan edad y cuerpo suficiente para limpiar el hígado con LH, si así se decide.

Los adultos que no puedan o quieran realizar LH pueden optar por minilimpiezas de este tipo tomando dos cucharadas matinales en ayunas de aceite de oliva con unas gotas de zumo de limón. Así favorecerán su trabajo y descarga de un modo poco agresivo y constante.

Además, tanto niños como adultos, en especial los enfermos, deben tomar siempre muchas manzanas, o su zumo, diariamente, para proteger el trabajo hepático diario. También puede mezclarse con el jugo de zanahoria o con una variedad de batidos verdes crudos.

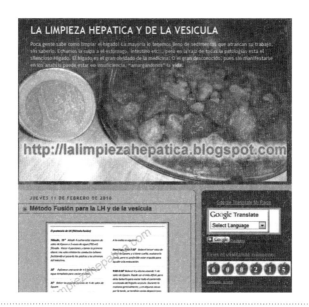

Foto de la cabecera del blog de la limpieza hepática
(http://lalimpiezahepatica.blogspot.com.es/).

Los enemigos de tu hígado

Enemigo público número 1: el alcohol. No hace falta ni mencionarlo, agota tu vitalidad, la cual sin dudarlo depende del estado del hígado. Destilar el alcohol supone un gran trabajo para este órgano, que pagamos con la muerte de muchas de sus células, de ahí la subida de transaminasas. Finalmente, el hígado termina con cirrosis. Me asombra que muchos tienen miedo a tomar medio vaso de aceite para hacer la limpieza hepática, pero no temen en absoluto tomar un vaso de alcohol. El alcohol es una vía de escape en sociedades enfermas, y es un círculo vicioso porque cada vez las enferma más.

Enemigo público número 2: la margarina y las grasas sintéticas de todo tipo que se hallan presentes en los productos *ligth*. Me refiero a las perniciosas grasas *trans* que son derivadas de aceites vegetales poliinsaturados que han sido saturados con hidrógeno para volverlos sólidos como si se tratase de mantequilla. Todas las margarinas son grasas tóxicas, así como los aceites de girasol, maíz y soja de los que se obtienen, que son inadecuados para su consumo porque generan inflamación y destrucción en los tejidos.

Enemigo público número 3: los embutidos de todo tipo (salchichas, jamón de york...) y otros alimentos ultraprocesados. No alimentan y, aún peor, son robanutrientes.

Otros enemigos declarados de tu hígado:

- Alimentos en conserva.
- Vinagre de vino.
- Salsas de supermercado.
- Carne de cerdo y ternera.
- Marisco.
- Fuagrás.
- Tabaco.
- Refrescos en general.
- Fritos y carnes asadas.
- Pastelería.
- Azúcar y bollería.
- Pan blanco.
- *Pizzas*.
- Hamburguesas.
- Comida precocinada.
- Patatas fritas y otros *snacks*.
- Restaurantes de comida rápida.
- Salazones y exceso de sal refinada.

- Productos lácteos comerciales.
- Conservantes, colorantes, aglutinantes y potenciadores de sabor como el terrible glutamato monosódico.

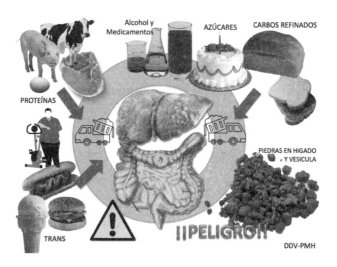

Productos *light*

Son el negocio del siglo XX y XXI. Llenaron los estantes de los supermercados debido al mito de las dietas bajas en grasas, porque los industriales de la alimentación captaron rápidamente el interés de la gente por mantenerse delgada y les ofrecieron estos productos «ligeros», llenos de grasas *trans*, a cambio de otros ricos en grasas sanas y naturales. Lo que no saben los que consumen productos *light* es que estos pseudoalimentos contienen carbohidratos refinados, llenos de calorías vacías, y grasas peores que las saturadas.

Los refrescos, chucherías y golosinas, galletas, postres, bollería, salsas y aliños, cereales de desayuno *light*... son todos abundantes en calorías vacías, que quiere decir que no aportan nutrientes, sino tan solo muchas calorías sin sentido. Da igual que digan que son bebidas *light*, postres *light* o cereales *light*..., todos contienen edulcorantes perniciosos o grasas sintéticas *trans*. Consumirlos no nos va a aportar más que toxinas y aumento de peso porque estarán desnatados, pero contienen en cambio muchos carbohidratos refinados que se metabolizan directamente en grasa así como azúcares de diseño industrial como es el **aspartamo**, que técnicamente no es un azúcar sino un «edulcorante», pero que resulta muy tóxico para el sistema nervioso.

No consumas productos *light* porque no aportan nada más que calorías vacías. No son alimentos reales, sino pseudoalimentos procesados y rodeados de *marketing* para comerciar con tu necesidad de adelgazar. Además suelen ser más caros. Busca consumir comida real, que no ha sido procesada: piensa que si se consumía hace dos siglos, entonces es comida real.

¿Por qué no debemos consumir lácteos?

Los lácteos actuales están manipulados y procesados industrialmente de tal manera que ya no son leche. Son un brebaje a base de agua, leche deshidratada y rehidratada, y antibióticos y hormonas procedentes de unas pobres vacas, mal alimentadas con pienso y sobremedicadas. Es triste, pero es así. Al poco de recoger la leche los fabricantes le quitan lo mejor, que es la grasa y, obligados por la administración, después la desnaturalizan con la pasteurización (a 70-85 grados) y uperización (a 150 grados), por lo que acaban con el poder alimenticio original de este producto. Además, los animales son encerrados en grandes granjas, sin pastos, y son alimentados con pienso y granos de soja. Durante un tiempo algunos productores incluso incluyeron en su alimentación proteínas procedentes de otros animales. No exagero, ya que esto es precisamente lo que les ocasionó la «enfermedad de las vacas locas» (enfermedad bovina espongiforme o de Creuztfeld-Jakob).

El poder alimenticio de los lácteos de supermercado es bajo, prácticamente nulo, y lo peor es que su exceso de hormonas hace proliferar el tejido mamario. El cáncer de pecho tiene mucho que ver con tomar a diario leche de vaca adulterada en fábricas. Y no lo digo yo, lo dice *El Estudio de China*,[*] que es el estudio de alimentación más largo del mundo (veintisiete años) realizado por tres grandes universidades de Estados Unidos y de China (Universidad Cornell, Universidad de Oxford y la Academia Médica de China). Se publicó en las mejores revistas científicas, pero aun así no ha sido capaz de derribar el mito de la

---

[*] El libro ha sido publicado por Editorial Sirio.

necesidad de consumir tantos lácteos porque este estudio no se difunde entre la población, o saltarían todas las alarmas en los comerciantes de lácteos.

En cambio, considero que las granjas ecológicas no son malas. El mejor lácteo es el que procede de vacas alimentadas con pasto verde y mejor si es fermentado, como sucede con el yogur o el kéfir. Te recomiendo fabricar tus propios fermentados de todo tipo (chukrut, yogur, kéfir, kombucha), y si haces yogur usa tus propios bacilos búlgaros (comprados en sobrecitos) con una leche entera refrigerada (únicamente ha sido pasteurizada) o leche cruda si la encuentras.

No compres yogures industriales porque han sido esterilizados y su flora está viva pero es estéril, no se reproduce. No sirven para hacer más de una generación de yogur porque no son capaces de replicarse, y se obtiene de ellos un yogur *babeante* (sin hacer). En su lugar compra bacilos búlgaros, que te producirán un yogur excelente y que luego podrás replicar sin cesar porque están vivos y permanecen fértiles, y en tu intestino se seguirán reproduciendo igual que en el yogur. El yogur y el kéfir son buenos fermentados lácteos —sin abusar— si los haces con leche de buena calidad y sin adulterar.

La leche de brik debes descartarla y comprar únicamente de la refrigerada que dura pocos días en la nevera. Lo otro no es leche, sino un timo más de la industria alimentaria.

El colesterol es una estafa

En realidad, el mito del colesterol es la estafa médico-farmacéutica más importante de todos los tiempos. Hay al respecto un documental francés, muy recomendable, que de momento aún puedes hallar en la Red titulado *Colesterol, el gran engaño*.* Te sugiero que lo veas con calma (aunque Google y YouTube en la actualidad están censurando todos los contenidos que divergen del paradigma oficial). Este documental te abrirá los ojos, un poco más de lo que seguramente ya los tienes.

Michael Blaha, director de investigación clínica del Centro Ciccarone John Hopkins para la Prevención de la Enfermedad Cardíaca, señalaba** al periódico *The Washington Post* lo siguiente:

> La mayor parte del colesterol de su cuerpo no proviene de los alimentos, sino del propio cuerpo. El hígado produce esta sustancia cerosa y grasa, que es solo un componente, junto con el calcio y otros desechos, de la placa que puede obstruir las arterias y causar ataques cardíacos y ciertos tipos de derrames cerebrales. Pero la mayoría de las veces, el colesterol no está ahí para causar problemas;

---

* Colesterol, el gran engaño. Una producción de Arte GEIE & Quark Productions. https://www.youtube.com/watch?v=OAJDQm5J_yA& feature= youtu.be.
** https://www.washingtonpost.com/national/health-science/you-probably-know-less-about-cholesterol-than-you-think-you-do-heres-some-help/2014/06/16/d9fa9350-e4fa-11e3-8f90-73e071f3d637_story. html?noredirect=on&utm_term=.58fe5471a79d.

viaja a través del torrente sanguíneo realizando una cantidad de trabajos importantes. Ayuda a fabricar hormonas clave como el estrógeno y la testosterona, sintetizar la vitamina D y construir y mantener las membranas celulares, todas las cuales son «absolutamente obligatorias» para una buena salud.

Este testimonio es prueba de que los científicos aún están muy lejos de alcanzar la verdad en este tema, aunque nos lo venden de otro modo por sus medios de comunicación. Opino que vivimos una etapa de la civilización que se podría denominar «la sociedad de las proteínas»,[*] en la que algunos han echado la culpa de todos los males a dos cosas: al pobre colesterol y a las grasas saturadas. Sin embargo, el colesterol es el que acude en nuestro socorro para reparar los destrozos que las proteínas y el azúcar provocan en los vasos coronarios. Esto es algo así como culpar de un accidente a quien se paró a socorrer a los heridos. Pero así es el ser humano, por causa siempre del conflicto de intereses que mantiene en torno a sí y a la salud.

Verás, el colesterol forma parte del sistema nervioso, de las neuronas y del cerebro; forma también parte de la pared de las células, que tienen una doble membrana lipídica hecha de colesterol; de las hormonas o transmisores bioquímicos; de las sales biliares y de la bilis, etc.

---

[*] O también «la sociedad de las mentiras».

Tu organismo en sí se compone de colesterol, de mucho colesterol; por tanto, es una sustancia orgánica que no conspira nunca en contra nuestra, sino que lo hace siempre a nuestro favor, aunque generalmente no lo sepamos ni comprendamos. Por eso, demonizarlo es buscar un culpable donde no lo hay. Hasta el propio Ancel Keys señalaba en 1997 que el colesterol de la dieta no tenía nada que ver con el colesterol de la sangre. Keys culpaba a las grasas saturadas, sí, pero no al colesterol: «No hay conexión de ningún tipo entre el colesterol de los alimentos y el colesterol de la sangre. Y lo hemos sabido desde siempre. El colesterol de la dieta no es relevante en absoluto», decía.

Curioso, ¿no? Había que aclararle que ha conseguido que todo el mundo piense lo contrario. Sencillamente no es cierto que el colesterol provoque la muerte por infarto, aunque es verdad que está presente en el lugar donde los trombos dificultan el riego del corazón o del cerebro. Pero tiene una explicación que nadie nos dice: el colesterol está allí cumpliendo la función de sellar o pegar las paredes de las arterias para que no se rompan con la presión arterial elevada, lo cual es su verdadero cometido. Si estas placas de ateroma se desprenden al torrente sanguíneo en un momento dado, pueden provocar y provocan la obstrucción de un vaso arterial, dando lugar a una isquemia en un determinado órgano, normalmente el cerebro o el corazón. Una isquemia es una falta de riego en una zona del organismo que puede terminar en un infarto o muerte del tejido afectado. Pero la verdadera causa del problema es de índole arterial, debido a la calcificación e inflamación de la pared de las arterias, y no el colesterol, que es enviado allí para ayudar a sellarlas y evitar su rotura. Gracias a que el colesterol se acumula allí, la arteria no revienta y nos permite seguir vivos al ganar tiempo para modificar nuestros hábitos. Pero para eso, tenemos que comprenderlo y saber cómo cuidar nuestro sistema arterial, algo que la mayoría de las personas con alteraciones cardiovasculares −ni siquiera los médicos− comprende nunca. La dieta hepática, con grasas suficientes y baja en proteínas, es ideal para cuidar el corazón.

El colesterol no se acumula nunca en las arterias cuando estas están sanas, flexibles y no calcificadas. De hecho, hay gente con seiscientos de colesterol que no padece infartos porque en realidad el colesterol no los provoca, ya que no se acumula ni obstruye nunca las arterias sanas. Tanto es así que al menos la mitad de las personas que sufren un infarto tienen tasas normales e incluso bajas de colesterol en su sangre. El problema en realidad no está en el nivel de colesterol sino en el estado esclerotizado y endurecido de las paredes de las arterias, que es lo que sube la presión arterial, con un alto riesgo de rotura, y esto lo producen los residuos ácidos de las proteínas y la acidez provocada por los carbohidratos refinados, como el azúcar.

Para evitar esa rotura arterial precisamente, acude el colesterol allí, enviado desde el hígado de modo preventivo a pegar las grietas que se forman en las arterias calcificadas y rígidas. Son siempre los residuos de las proteínas que se acantonan en la pared arterial, así como el calcio extraído de los huesos, los que endurecen las arterias. Este exceso proteico es muy ácido para la sangre y genera desechos muy tóxicos que no se limpian con facilidad precisamente por no tomar grasas.

El cuerpo combate la acidez orgánica con una sustancia tampón como es el calcio mineral, que extrae del depósito de los huesos, pero que luego no se devuelve allí por causa del déficit crónico de vitamina K_2 y D_3 que padece la sociedad actual. Entonces, ese calcio errante por la sangre se deposita en las arterias, tejidos y riñones, y los endurece. Como una parte de los desechos de las proteínas también se acumulan en las capas íntimas de las paredes arteriales, estas van cediendo y se inflama su endotelio, lo cual provoca un agrietamiento en la pared o incluso la dilatación que es conocida como aneurisma.

Por lo tanto, lo malo no es comer colesterol, sino comer proteínas y azúcares en exceso, porque son ellos los que engrosan tus paredes arteriales y los que obligan al colesterol a salir en su defensa, como si fuera un pegamento o esparadrapo arterial, que las protegerá de la rotura durante un tiempo. Pero si terminan agrietándose del todo, darán lugar a una fatal hemorragia cerebral, coronaria o aórtica. O quizá a un taponamiento isquémico que derive en infarto.

La sociedad odia y teme al colesterol, el mismo que en realidad siempre nos está salvando la vida. El colesterol es fundamental en las sinapsis neuronales o interconexiones de las neuronas, protege a la piel de la deshidratación, forma las membranas de las células, es precursor de algunas vitaminas, como la D, forma parte de las hormonas de todo tipo, entre ellas las masculinas y femeninas, conforma la bilis, protege frente al cáncer, alérgenos, es hemostático y un largo etcétera. TU VIDA DEPENDE DEL COLESTEROL, NO LO TEMAS. Investiga. Tu cerebro es un sesenta por ciento colesterol, y tu salud mental depende de él. El colesterol elevado no te hará daño. Es una de las sustancias más importantes del cuerpo y, sin embargo, seguramente la más difamada del siglo XX, sencillamente porque no ha sido comprendida aún su noble función. Por eso, las sociedades «científicas» siguen confundiendo causa con efecto y lo culpan de las placas de ateroma en las arterias, cuando en realidad es tan solo un estupendo mecanismo de defensa arterial. Pero algún día la verdad saldrá a la luz.

Estatinas, fármacos peligrosos

Cuando alcanzas una determinada cifra de colesterol ($+200$ mg/dL) te recetan esos fármacos denominados estatinas, los cuales están ya muy cuestionados incluso por los mismos médicos[*] que las recomiendan aún. El peligro no es el colesterol, sino los fármacos que lo neutralizan: las perniciosas estatinas.

---

[*] https://www.drperlmutter.com/wp-content/uploads/2015/02/Statin-data-corruption.pdf.

Nuestra opinión es que aunque las estatinas son efectivas para reducir los niveles de colesterol, no han logrado mejorar sustancialmente los resultados cardiovasculares. Hemos descrito el enfoque engañoso que los defensores de las estatinas han implementado para crear la apariencia de que la reducción del colesterol produce una disminución impresionante en los resultados de enfermedades cardiovasculares mediante el uso de una herramienta estadística llamada reducción del riesgo relativo (RRR), un método que amplifica los efectos beneficiosos triviales de las estatinas. También describimos cómo los directores de los ensayos clínicos han logrado minimizar la importancia de los numerosos efectos adversos del tratamiento con estatinas.[*]

Lo único cierto es que el mito del colesterol se cae cada día más, como explica también el doctor Mercola:

Cuando inicié mi práctica médica a mediados de los ochenta, muy rara vez se hablaba sobre el miedo a tener niveles elevados de colesterol a menos que el nivel de colesterol sobrepasara los 330.

---

[*] Cómo el engaño estadístico creó la apariencia de que las estatinas son seguras y efectivas en la prevención primaria y secundaria de la enfermedad cardiovascular. https://www.ncbi.nlm.nih.gov/pubmed/25672965.

A principios de los años noventa el colesterol que se aceptaba en las tablas médicas era de 290 miligramos. Pocos años después lo bajaron a 270, y después a 250, y actualmente está en 200, e incluso ya se habla de 190 mg/dL. ¿Por qué?... Es sencillo, porque cada bajada en el nivel supone que millones y millones más de personas pasarán a engrosar la lista de consumidores diarios de estatinas, entrando de paso a formar parte del mercado de los productos anticolesterol. Todo un negocio boyante, con cientos de millones de consumidores, una cifra que no para de crecer porque los parámetros científicos que lo sustentan son absolutamente arbitrarios y, sobre todo, falsos.

Afortunadamente, el mito del colesterol está cayendo como un castillo de naipes. En el año 2000, el sueco Uffe Ravnskov publicó *Mitos del colesterol*, donde señaló por vez primera desde al ámbito científico que es falso que el colesterol provoque infartos. Dijo también que las estatinas son una farsa, pues en vez de prevenirlos, más bien los provocan. El mito comenzó a tambalearse y no para de temblar...

En el año 2015 el Departamento de Agricultura de Estados Unidos declaró formalmente en su Guía alimentaria para estadounidenses que retiraba el colesterol de la lista negra, porque aunque no lo creas no existe ninguna evidencia científica que demuestre que el colesterol aumenta la posibilidad de sufrir infartos de miocardio.

Por lo tanto, el único y auténtico riesgo para los enfermos con el colesterol elevado es el que viene derivado del consumo de estatinas, las cuales pueden producir y producen terribles efectos secundarios como amnesia global transitoria* (porque dañan la función cerebral), cambios de personalidad, polineuropatías, cataratas, disfunción sexual y hepática, inmunosupresión, diarreas o estreñimiento, náuseas, dolor de cabeza, insomnio, daños hepáticos, etc. Últimamente se ha descubierto también que las estatinas producen **hiperglucemia**, por lo que a muchos de sus consumidores se les termina diagnosticando erróneamente una diabetes tipo 2, cuando en realidad es un efecto secundario** de este pernicioso medicamento.

Todo ello es debido a que estas sustancias farmacéuticas*** tan recetadas en la actualidad bloquean la fabricación de colesterol en el hígado, lo cual daña su estructura y su función, y llega incluso a producir fallo hepático. Son muy tóxicas y agotan la coenzima Q10, por lo cual entramos en un círculo vicioso con pérdida de energía celular, aumento de radicales libres y daño mitocondrial. La CoQ10 está presente dentro de las células, y es necesaria para producir energía en las mitocondrias. Actúa

---

* http://espanol.mercola.com/boletin-de-salud/la-relacion-del-colesterol-y-el-coq10-segun-el-dr-graveline.aspx.
** Statins and risk of incident diabetes: a collaborative meta-analysis of randomised statin trials. https://www.thelancet.com/journals/lancet/article/PIIS0140-6736(09)61965-6/abstract.
*** Las estatinas comprenden la atorvastatina (Lipitor), la fluvastatina (Lescol), la lovastatina (Altoprev), la pitavastatina (Livalo), la pravastatina (Pravachol), la rosuvastatina (Crestor) y la simvastatina (Zocor).

protegiendo a estas de los radicales libres, que producen daño oxidativo celular. Algunos médicos integrativos, como el doctor Mercola, recomiendan tomar CoQ10 en forma de ubiquinol para compensar su pérdida a las personas que tomen las dichosas estatinas. Pero, además, hay evidencia de que la CoQ10/ubiquinol es beneficiosa para el párkinson y el alzhéimer, e incluso frente al cáncer. Mercola también señala que el hecho de que las estatinas causen efectos secundarios es bien conocido, pues «actualmente hay más de novecientos estudios que muestran sus efectos secundarios, que van desde problemas musculares hasta un aumento en el riesgo de cáncer». ¿Por qué se siguen recetando entonces? No les importa nada nuestra salud, sino tan solo su bolsillo.

Habitualmente los que toman estatinas se quejan de dolor muscular, cansancio e inflamación, por lo que su médico cambia la prescripción de una presentación a otra. Pero si tomas estatinas para bajar el colesterol, la próxima vez que acudas a tu médico pregúntale qué opina de que el colesterol se deposite en las arterias y **no se deposite nunca en cambio en las venas**, a pesar de que su circulación es más lenta, lo que facilitaría su decantación o sedimentación. Es curioso que el colesterol solo se deposite en las arterias, las cuales soportan una presión elevada, porque de otra forma correrían el riesgo de romperse, lo que provocaría una hemorragia.

Pregúntale también qué opina de que el Departamento de Agricultura de Estados Unidos haya quitado el colesterol de la lista Naugthy (lista negra de la alimentación), o dile que vea el vídeo de los médicos franceses sobre el gran engaño del colesterol... Probablemente, si fuera sensato y honesto, se informaría bien primero y después dejaría en tus manos la decisión de tomar o no las perniciosas estatinas.

Dice así el doctor Frank Lipman,[*] fundador y director del Eleven Wellness Center de la ciudad de Nueva York:

Difícil de creer, pero las ideas habituales de hoy día sobre el colesterol se basan en gran medida en un influyente pero defectuoso estudio de 1960, que concluyó que los hombres que comían mucha carne y lácteos tenían altos niveles de colesterol y de enfermedades cardíacas. Esta interpretación echó raíces, dando lugar a lo que se convirtió en la sabiduría prevaleciente de los últimos cuarenta años o más: evite las grasas saturadas y sus niveles de colesterol y el riesgo de enfermedades del corazón disminuirán. Esto ayudó a la fabricación de una avalancha de pseudoalimentos bajos en grasa o sin grasa en el laboratorio de Frankenstein e impulsó el negocio multimillonario de medicamentos para reducir el colesterol con la esperanza de disminuir el riesgo de enfermedades del corazón. ¿Funcionó? No. En lugar de hacer que las personas fueran más saludables, terminamos con una epidemia de obesidad y diabetes que terminará impulsando las tasas de enfermedad cardíaca, lo cual está muy lejos del resultado que esperábamos.

---

[*] https://www.care2.com/greenliving/7-things-you-need-to-know-when-your-cholesterol-is-too-high.html.

Segunda parte

Consejos y prácticas paralelas

La dieta hepática

Ahora trataremos de romper algunos mitos: el primero que hay que derribar es el de que comer grasa engorda. Es justo al revés, comer grasas no solo NO nos engorda, sino que ¡nos ayuda a adelgazar! Parece una contradicción pero no lo es, ya que para eliminar la grasa corporal hace falta tomar grasas de los alimentos porque son ellas las que aumentan la temperatura de nuestro metabolismo y facilitan el trabajo del hígado. Ambas grasas, corporal y alimenticia, son completamente distintas: no tienen nada que ver la una con la otra, excepto el nombre. Comer grasa no significa acumular grasa, pues son los carbohidratos los que se acumulan como triglicéridos o grasa bajo la piel, debido a la liberación de insulina que provocan. Esta hormona, la insulina, es la encargada de metabolizar los carbohidratos en tejido adiposo. Las grasas que consumes, en cambio, se metabolizan al momento en forma de energía, cosa que no sucede con los carbohidratos, que se acumulan como reservas. Por eso, comer grasa adelgaza, en contra de lo que casi todo el mundo cree.

Como sabrás, cada vez hay más obesos en nuestras sociedades «avanzadas», todo ello a pesar de seguir fielmente esos regímenes de las dietas *ligth* o bajas en grasas, supuestamente «sanos». Pero algo falla, porque los resultados no son acordes con lo que propugna ese mito, forjado en los años cincuenta y sesenta por el fisiólogo Ancel Keys,* de que las grasas nos engordan y provocan ataques al corazón. Mentira, como casi todo lo que sale en la prensa oficialista. Lo único cierto es que desde entonces padecemos una epidemia de obesidad y diabetes sin precedentes en las sociedades industriales, mientras las enfermedades coronarias siguen aumentando a pesar de llevar dietas ligeras en grasas, pero nadie parece querer preguntarse por qué. Te lo diré yo: PORQUE SI ELIMINAS LA GRASA DE TU COMIDA ¡ENGORDARÁS!

Y no solo eso: tu hígado se llenará de residuos (cálculos) metabólicos por falta del mantenimiento interno y vaciamiento que le producen las grasas. Y encima, no estarás exento de enfermedades cardiovasculares ni de

---

* Promotor de la dieta mediterránea y falsificador de datos en su estudio, en el que excluyó países como Francia, donde se consumía mucha grasa animal, porque desmontaba su argumento de que las grasas producen infartos, pues la tasa francesa de infartos era mínima a pesar de ello. Un mentiroso al servicio de la poderosa y creciente industria alimentaria.

hipertensión, sino a la inversa, multiplicarás el riesgo en este sentido.

Por eso, lo mejor de la **dieta hepática** que propongo es que no solo mantendrás sano el hígado, acelerando su metabolismo, sino que nunca más pasarás hambre. Y de paso disfrutarás de la comida, todo gracias a las grasas.

¡Las calorías no importan! Olvídalas, son otra mentira del sistema aunque te cueste creerlo, pues las grasas aumentan el rendimiento hepático y queman las calorías! Las grasas tienen muchas calorías, cierto, pero en el hígado se comportan como anticalorías porque suben la temperatura y el ritmo metabólicos. Desde su aparición a mediados del siglo XX, la mentira de las grasas elaborada por Keys ha generado en la sociedad una falsa creencia de que las grasas son lo que nos engorda. Este falso mito ha hecho mucho daño a la salud de las personas, y lo peor es que aún lo sigue haciendo. No creas nada que sea oficial, investígalo todo siempre, porque casi todo está basado en medias verdades o completas mentiras.

Lo mismo sucede también con la dieta rica en proteínas, la cual se utiliza masivamente en muchos círculos deportistas para adelgazar de una forma bastante intensiva. El mito también rodea las bondades de las proteínas, porque aunque son necesarias, estamos abusando de ellas constantemente. El problema de una dieta rica en proteínas es que sobrecarga el hígado y los riñones, aunque después curiosamente se culpa de esos daños a ¡las grasas! En realidad, son los otros dos principios inmediatos (carbohidratos y proteínas) los verdaderos culpables no solo de la obesidad sino también de las enfermedades coronarias y degenerativas. Y todo por falta de consumo de grasas a diario.

En fin, todo esto es una auténtica ceremonia de la confusión* nutricional, por lo que pretendo a partir de ahora aportar un poco de luz sobre ello, gracias a mi propia experiencia dietética y como veterano «limpiador» del hígado.

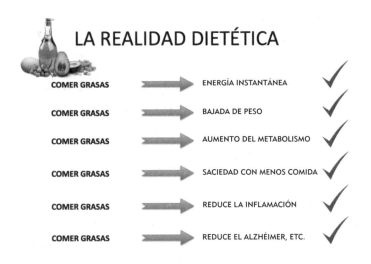

LA REALIDAD DIETÉTICA

COMER GRASAS   →   ENERGÍA INSTANTÁNEA ✓

COMER GRASAS   →   BAJADA DE PESO ✓

COMER GRASAS   →   AUMENTO DEL METABOLISMO ✓

COMER GRASAS   →   SACIEDAD CON MENOS COMIDA ✓

COMER GRASAS   →   REDUCE LA INFLAMACIÓN ✓

COMER GRASAS   →   REDUCE EL ALZHÉIMER, ETC. ✓

Con el fin de aclarar un poco todo este panorama, elaboré la dieta hepática, que considero más sana y adecuada para la salud de la mayoría de los humanos. No

---

* Para tener más información te recomiendo acudir a mi libro *La dieta hepática,* donde presento un estilo de vida y una dieta basados en diversos estudios científicos que avalan la importancia del consumo de grasas, algo que ya nos debería dictar el sentido común.

es una dieta vegetariana, ni carnívora, ni macrobiótica, ni nada raro. Es una dieta que cuida la salud de tu hígado y del resto de tu organismo, coincidente además —para mi asombro— con los postulados de la Sociedad Británica de Nutrición en cuanto a las proporciones de los principios inmediatos que debemos consumir. Mi elaboración de la dieta hepática parte de la equiparación con la leche humana, que tiene unas proporciones perfectas de principios inmediatos o macronutrientes. Por tanto, cuanto más nos acerquemos a ella en nuestra alimentación diaria, mejor.

Te dejo ahora aquí un esquema en forma de queso de las proporciones aproximadas de la dieta Hepática que promulgo, la cual divide en tantos por ciento la proporción de principios inmediatos de los que obtener nuestra energía diaria, con tres partes bien diferenciadas: 10% de proteínas, 35-40% de grasas y 50-55% de carbohidratos integrales.

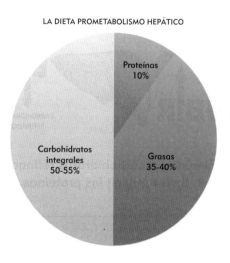

LA DIETA PROMETABOLISMO HEPÁTICO

Proteínas
10%

Carbohidratos
integrales
50-55%

Grasas
35-40%

Esta proporcionalidad alimenticia, consumida diariamente, de un modo aproximado, es lo que la convierte en una dieta EQUILIBRADA, algo que pocas dietas son. El hecho de consumir los tres principios inmediatos, de forma proporcional a lo indicado para la salud humana, acelerará el metabolismo del hígado a medio plazo, y esto mejorará la salud general a su vez. A esto debemos sumarle el cuarto factor, que es el ejercicio aeróbico, algo consustancial al ser humano pero que el sedentarismo actual ha relegado al olvido en muchas personas que lo necesitan imperiosamente. Hacer deporte no es algo solo para deportistas, sino que es una condición humana imprescindible para la salud y la longevidad.

CUADRO RESUMEN DE LA DIETA HEPÁTICA

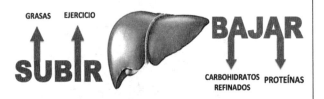

1. Sube la grasa que comes.
2. Sube la actividad física.

GRASAS EJERCICIO

SUBIR

BAJAR

CARBOHIDRATOS REFINADOS PROTEÍNAS

3. Elimina los carbohidratos refinados.
4. Baja también las proteínas.

Este es el esquema de trabajo de los que quieren llevar una vida más sana: es mi secreto de la pérdida de peso, revelado ahora para ti. Con la dieta hepática dirás adiós a la constante sensación de hambre, ya que por fin te sentirás saciado con poco alimento e incluso ¡mucho más feliz!

Siempre digo: **«Para la salud, la naturaleza es la máxima tecnología»**. Y a muchos les cuesta entender esto, de tan medicalizados que están. Parecen olvidar que fue la madre naturaleza la que nos creó, y no un laboratorio farmacéutico. Por eso la farmacia nunca nos aportará la salud verdadera, aunque en apariencia nos ayude a salir del paso, tapando los síntomas con drogas. Mas a continuación, otros síntomas reaparecerán, bajo una nueva forma patológica, con otro diagnóstico que nos hará creer que se trata de algo diferente. Pero todas las enfermedades proceden de un tronco común que es la toxemia interna, y por eso nuestra salud está condicionada por nuestro estado tóxico interno y el abuso que se ejerce sobre nuestros órganos. Darles descanso a los órganos y proceder a limpiar el cuerpo internamente con limpiezas hepáticas, intestinales y renales es a mi juicio la clave de la salud natural.

La dieta hepática que recomiendo previene los depósitos intrahepáticos, vesiculares y también renales. Corrige todos los falsos mitos instaurados por el *holding* alimentario propiedad de las farmacéuticas, que a su vez son propiedad de dos grandes fondos buitre (BlackRock y Vanguard), que a su vez son un mismo poder bajo dos nombres distintos.

La dieta que quizá más se aproxima a ella es la dieta mediterránea, actualmente recomendada por las autoridades en dietética, pero yo te recomendaría más bien una dieta mediterránea del siglo XIX, porque la de hoy no sirve, con tantos alimentos refinados, esterilizados y procesados. Las dietas de las poblaciones más longevas contienen siempre muy poca carne y no incluyen productos refinados ni alimentos precocinados. Y cuanta más carne lleven, más grasa protectora también deben llevar para que no haga daño, como sucede con la dieta esquimal (rica en grasas).

Saltar en un rebotador

Además de la mala calidad de los alimentos, el abuso cuantitativo propio de los países occidentales y la falta de ejercicio aeróbico diario conducen necesariamente a las enfermedades de la civilización (infarto, cáncer, diabetes, accidentes cerebrovasculares...). De ahí que tengamos que incluir el ejercicio en nuestro estilo de vida si queremos desarrollar y mantener la salud.

TRAMPOLÍN REBOTADOR

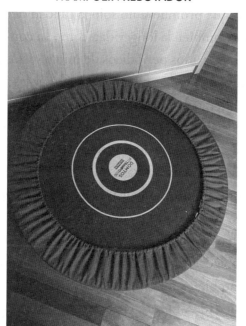

El deporte es fundamental pero es aburrido para muchas personas; por eso recomiendo hacer ejercicio saltando en un rebotador, ya que mueve la linfa como ningún otro y multiplica los resultados con un mínimo esfuerzo. Te estarás haciendo cada día un drenaje linfático sin darte cuenta ni gastar dinero en masajes. Quince minutos diarios equivalen a una hora de carrera.

Con el fin de hacer un deporte divertido y eficaz, recomiendo comprar un trampolín rebotador para aumentar la calidad y la cantidad del ejercicio físico, saltando cada vez que tengas cinco minutos libres. No necesitas saltar más de quince minutos al día, incluso en varias tandas. Tu salud física, mental y emocional te lo agradecerán notablemente.

La contención o sobriedad alimentaria (*slowfood*) es otro factor que promueve no solo la calidad de las digestiones, sino también la longevidad como su consecuencia derivada. Los ayunos periódicos de uno o varios días han demostrado su eficacia en la restauración de las funciones orgánicas alteradas. Estudios con animales han revelado que la supervivencia aumenta al dosificarles o reducirles la cantidad de alimento diario consumido.

Las dietas crudas, a base de batidos verdes crudos, realizadas de modo puntual y con carácter depurativo, promueven lo mismo. La cura de uvas, sirope de savia, zumos de frutas, etc., han ayudado a muchas personas no solo a restablecer su peso mediante la eliminación de toxinas, sino también a revitalizar el organismo y a curarse de sus enfermedades. El zumo natural a base de zanahorias y manzanas es muy recomendable para tomar cada día durante el proceso de LH, así como el *WheatGrass*, o hierba de trigo molida, por su increíble aporte de enzimas, vitaminas y minerales.

Batidos verdes crudos

Los batidos verdes crudos son un auténtico milagro a nuestra disposición, y no podrás evitar compartir tu entusiasmo por ellos con amigos y familiares cuando compruebes en ti mismo los maravillosos efectos en tu salud y en tu energía corporal e incluso mental. Son una auténtica revolución alimentaria —gracias a las potentes batidoras actuales– que debemos aprovechar para recuperar y mantener la salud perdida. Sus beneficios no tardarán en notarse, y es debido a sus efectos sobre la acidez orgánica, dado que al ser alcalinos neutralizan el impacto devastador y altamente ácido del exceso de carbohidratos refinados y proteínas que muchos consumen a diario.

La alimentación alcalina es la clave de la salud orgánica, y una buena nutrición ha demostrado ser capaz de resolver la mayoría de las dolencias; por eso los batidos verdes crudos son un manantial de salud a nuestro alcance. Como siempre digo y repito: «Para la salud, la naturaleza es la máxima tecnología».

Seguramente has hecho muchas veces batidos de frutas, aunque es muy probable que nunca les hayas añadido verduras, pero ¡es realmente sencillo! Los batidos son una forma de comer crudo de un modo fácil, rápido y sabroso. Las hojas verdes crudas de los vegetales no son demasiado apetecibles, pero cuando las combinas con un poco de fruta y lo licúas todo en su propio jugo, obtenemos unos nutrientes excepcionalmente eficaces y rápidos de asimilar. Tomar, como mínimo, un batido al día es fundamental para mejorar nuestro organismo. Sustituir la cena por un batido puede mejorar definitivamente nuestra salud: mucha gente me lo ha confirmado tras empezar a consumirlos cada día. Son casi una panacea que hay que incorporar a nuestros hábitos cuanto antes.

Tomar batidos no excluye ingerir el resto de los alimentos, sino que son un complemento dietético magnífico para multiplicar las reacciones orgánicas saludables. Consumirlos a diario puede cambiar nuestra vida para siempre, especialmente si lo combinas con ejercicio y un buen plan dietético como la dieta hepática. Se trata de adquirir un estilo de vida prometabolismo hepático.

Con los batidos verdes crudos podremos hacer múltiples combinaciones que nos aportan enzimas, vitaminas y minerales, pero también proteínas en forma de aminoácidos libres, fibra e hidratos de carbono. Las enzimas se están poniendo de moda por una razón: porque son vitales y sin ellas nada en el organismo funciona. Si no hay enzimas suficientes en tu cuerpo, por muchas vitaminas, hormonas y proteínas que tomes no servirán de nada. Las enzimas poseen la clave de tu salud porque son lo que hace reaccionar todo tu metabolismo. Debes empezar a consumirlas para que multipliquen las reacciones químicas y metabólicas, estimulen la digestión y fabriquen energía para tus células, entre otras funciones. Antiguamente se las denominaba «fermentos», ya que son como la levadura que levanta y estimula nuestro metabolismo.

El cuerpo va despertando, adquiriendo frescura y flexibilidad con los batidos verdes crudos. Te entran ganas de empezar el día corriendo, de soltar las articulaciones mediante el movimiento. Mucha gente pretende hacer deporte para tener salud, pero si no tienes energía suficiente para practicarlo estarás menoscabándola. El deporte no te va a dar la energía metabólica que necesitas si tus funciones orgánicas, especialmente hepáticas, están alteradas. Lo primero que necesitas hacer es limpiar tu cuerpo por dentro y recuperar un metabolismo correcto, antes de que tus mitocondrias celulares generen ese excedente de energía que te animará a consumirla en forma de deporte. Por eso pretender que un obeso con síndrome metabólico haga deporte es como pedirle a una batería gastada que nos dé energía. Antes deberá recargarse metabólicamente para que después los excedentes energéticos le animen a gastarlos haciendo deporte. De ese modo, el deporte es salud. Del otro no. Con este sistema prohepático, además de conseguir tener más energía también descansarás mejor, y lo notarás; cuando respires a fondo, la sangre se oxigenará mejor y la vitalidad reaparecerá quizá después de haber estado mucho tiempo esperándola.

Los batidos verdes crudos son una forma sana, sencilla, rápida y fácil de preparar los alimentos más nutritivos y de incorporar sus múltiples beneficios a tu organismo. Son un alimento fácil de llevar contigo a cualquier parte, bien sea al trabajo, la playa, el campo, la montaña...

Pero además, los batidos verdes crudos solucionarán los problemas de salud si te tomas la molestia de prepararlos a diario. Si padeces trastornos digestivos, malabsorción intestinal, colitis, anemia, agotamiento, sueño o simplemente poca fuerza digestiva, tomar estos batidos te ayudará a metabolizar los nutrientes que te faltan y cuya carencia amenaza tu salud. Como las verduras de hoja han sido desmenuzadas por la cuchilla de la batidora, sus componentes son más fáciles de asimilar y al poco habrás hecho la digestión. Son fáciles de digerir pero también muy rápidos de preparar. Se tarda unos minutos, y con ellos ganas tiempo y salud, porque todo son ventajas si los incorporas a tus costumbres.

Empezar una dieta con tres o cuatro días exclusivamente a base de batidos crudos nos servirá para arrancar el metabolismo con efectividad y resultados inmediatos. Todos los días deberás prepararte al menos un batido con las hortalizas que tengas en casa, a tu gusto. Lávalas bien aunque vengan embolsadas y después sécalas con un escurridor giratorio.

Vete variando cada pocos días las verduras que utilizas y también las frutas. Puedes preparar menús como por ejemplo los siguientes:

- Remolacha con canónigos y manzana.
- Zanahoria con espinacas y manzana.
- Zanahoria y pepino.
- Brécol con papaya.
- Espinacas con naranjas.
- Acelgas con plátano.
- Col rizada con piña.
- Hierba de trigo o alfalfa con zumo de naranja.
- Leche vegetal de arroz, nuez, almendra, coco... etc.

Hay tres tipos principales de batidos verdes crudos que puedes preparar según la compatibilidad de sus ingredientes: dulces, ácidos y de hortalizas.

1. DULCES: verduras (espinacas, acelgas, canónigos, hierba de trigo, alfalfa...) + 1 fruta dulce (plátano, dátil, uva, pera, papaya, melón...).
2. ÁCIDOS: verduras + 1 fruta ácida (kiwi, naranja, limón, lima, pomelo, piña, mango...).
3. HORTALIZASS: verduras + hortalizas (zanahoria, remolacha, calabacín, pepino, pimiento...).

Procura prepararlos siguiendo estos tres patrones o tipos de batido, y muy especialmente si quieres adelgazar hazlos del segundo tipo: batidos de verduras con un poco de fruta ácida. Si le añades un par de cucharadas de aceite de coco, reforzarás su efecto saciante y activador del metabolismo. La hierba de trigo es un alimento medicina espectacular que está lleno de verde clorofila; te la recomiendo con zumo de naranja.

En verano, para mí el rey de los batidos crudos es el GAZPACHO, que lleva aceite de oliva, ajo, cebolla, tomate, pepino, etc. Adelgaza y sacia sin parangón, y por sus múltiples combinaciones de ingredientes nunca aburre. No puedo extenderme aquí porque ya lo he contado antes en mi libro *La dieta de los batidos verdes crudos*,[*] al que te recomiendo que acudas para conocer mejor los tipos de batidos que puedes hacer, sus porqués y muchas más cosas sobre salud natural.

---

[*] Editorial Sirio, 2016.

Son muy fáciles de preparar, son muy buenos para la salud, son muy ricos para el paladar y ¡son muy sanos! Consumiéndolos no perderás nada, y sin embargo, puedes ganarlo todo. Empieza a consumir batidos de verduras crudas con fruta para darles sabor. Puedes añadirles a tu antojo incluso grasas como aguacate, aceite de coco (mejor en verano porque está líquido), aceite de lino (rico en omega 3), kéfir, yogur, leches vegetales para dar sabor (avena, soja, arroz, almendra), cúrcuma (antiinflamatorio del estilo de los corticoides), lino (más omega 3), chía (proteína completa) y otros superalimentos que detallo en ese libro.

Todos los batidos crudos deberían ser bien ensalivados con calma en la boca antes de tragarlos, para ayudar a la digestión de los carbohidratos que contienen con las enzimas de la saliva. Si la fibra nos resulta excesiva o flatulenta, podemos colarlos (todo o en parte) para eliminarla, dejando solo el jugo o licuado.

Incorporar los batidos verdes al día a día nos aportará salud y energía al minimizar los radicales libres y los tóxicos medioambientales con los que nos agreden por todas partes.

Alimentos prohepáticos

Hay algunos alimentos vegetales que actúan especialmente como protectores hepáticos y para la salud en general. Se podrían añadir aquí muchos más, pero esta es tan solo una pequeña muestra para revelar su importancia.

Alcachofas: aportan minerales y vitaminas que ayudan a frenar el envejecimiento, sobre todo potasio, fósforo, hierro, magnesio y vitamina A. Gracias al potasio favorecen la eliminación de líquidos y de paso ayudan a reducir el ácido úrico, el colesterol y el azúcar en sangre por la absorbente fibra que contienen.

Además, su alto contenido en *cinarina* las convierte en hepatoprotectoras, ya que esta sustancia es la encargada de estimular la producción de bilis (a partir de colesterol), la cual sirve a su vez como desintoxicante y emulsionante de las grasas.

Comerlas crudas es ideal porque conservan todas sus múltiples propiedades intactas, y los batidos verdes crudos son la opción ideal para extraer sus principios activos. El caldo de hervir alcachofas es muy diurético y depurativo.

Espárragos: contienen vitaminas A y C, minerales como magnesio, calcio, hierro y zinc; glúcidos y un elevado número de proteínas. Si son verdes contienen el doble de vitamina C que los espárragos blancos. Los espárragos potencian las enzimas del hígado como la glutatión-peroxidasa, la catalasa y la superóxido-dismutasa. Todas ellas son enzimas neutralizadoras de tóxicos y equilibradoras del organismo, pero también contienen compuestos fenólicos y flavonoides que actúan como antioxidantes. Crudos son ideales, mezclados con otras verduras y con alguna fruta saborizante, como el plátano, o leche vegetal. Dan un olor acre a la orina por su activa eliminación de toxinas.

Brécol: contiene vitaminas A y C y ácido fólico (vitamina B$_9$), además de potasio y hierro, entre otros minerales como calcio, magnesio, zinc y yodo. Es rico en azufre, como todas las crucíferas a las que pertenece (familia del repollo y coles), que sirve para neutralizar tóxicos y del que se extrae el producto MSM.

Tomarlo en forma de batido verde crudo no es muy delicioso, por lo que hay que usarlo en pequeñas cantidades y bien saborizado. También ligeramente cocido al vapor conserva muchas de sus propiedades.

Remolacha: es un tubérculo de la familia de las espinacas y las acelgas y se caracteriza por sus propiedades antianémicas, dada su riqueza en hierro y otros minerales (calcio, magnesio, fósforo, potasio, zinc, cobre...), nitratos y flavonoides con propiedades anticancerígenas, por lo que es un alimento muy nutritivo y alcalinizante. La presencia de nitratos hace que sea muy consumida por los deportistas, ya que aumenta la disponibilidad de óxido nítrico, un gas que tiene una función relevante en todos los procesos metabólicos relacionados con el esfuerzo y que reduce la presión arterial porque relaja los vasos sanguíneos. Contiene betacaroteno, que es precursor de la vitamina A, y también vitaminas C y del grupo B.

La remolacha tiene un índice glucémico bajo y los azúcares que aporta son de lenta asimilación, sobre todo cuando no ha sido cocinada, por lo que lo ideal sería ingerirla cruda, licuada normalmente con zanahorias y manzanas. Debe estar siempre bien lavada, pero sin pelar en la medida de lo posible, porque su piel contiene betaína, que es una enzima que promueve la buena digestión.

Plantas medicinales para el hígado

He hablado ya de diversas infusiones de plantas, que sin duda son los medicamentos de la naturaleza. Veamos ahora algunas de ellas para nuestro hígado, ya que actúan sobre la formación de la bilis y sobre su liberación. Son siempre plantas amargas, como sucede con las verduras que también estimulan la actividad digestiva y hepática (rúcula, endivia, berro, achicoria, alcachofa, coles de Bruselas, escarola, etc.) y como otros alimentos amargos, como el chocolate, el pomelo, etc.

Diente de León: las hojas de esta humilde planta, que abunda por los prados, son el remedio herbario número uno para los problemas hepáticos y vesiculares. Ya los médicos árabes usaban el diente de león (*Taraxacum officinalis*) para los problemas hepáticos y digestivos. Está en la farmacopea natural de todos los países, pues descongestiona el hígado y purifica la sangre gracias a sus glucósidos amargos (taraxicina e inulina). Estas sustancias estimulan la actividad del hígado y de la digestión; son colagogas (hacen soltar bilis a la vesícula), antiinflamatorias, diuréticas, laxantes; corrigen la pérdida de apetito y el agotamiento hepático, etc. Actúan también sobre los riñones y mejoran las enfermedades reumáticas, la gota y los problemas de piel. Sus hojas se pueden consumir secas en forma de infusión o mejor frescas, en ensaladas y en batidos verdes crudos.

También se venden tónicos hechos a partir de la raíz, pero lo ideal es que las recojas por el campo, lejos de las carreteras, y las guardes congeladas para usar a menudo. El consumo de este tipo de plantas silvestres comestibles (diente de león, llantén, ortigas, cardos...) es una sana forma de salir al campo para alimentarse mejor, mientras disfrutas del contacto con la naturaleza.

Boldo: contiene un principio activo, la boldina, que estimula la vesícula biliar y el hígado, tanto en la fabricación como en la expulsión de la bilis (colerética y colagoga). Posee propiedades digestivas, antiflatulentas y expectorantes. No debe tomarse mucho tiempo, ni en mucha cantidad: en todo caso siempre menos de cuatro semanas dado su fuerte poder. Es abortivo, y eso nos indica su potencial toxicidad, por lo que hay que usarlo con precaución, en forma de infusión, como todas las plantas poderosas.

Cardo mariano: el *Silybum marianun* es un cardo con el que se hace un tónico hepático rico en silimarina, que ha demostrado ser muy eficaz en caso de hepatitis, hígado graso, cirrosis y estancamiento de bilis (colestasis). Es una planta antioxidante, antiinflamatoria y regeneradora del hígado.

Otras plantas interesantes para depurar el hígado que te recomiendo empezar a consumir en la medida de tus posibilidades son la achicoria, el romero, las ortigas verdes, el perejil y el té verde.

Otras hierbas medicinales y aromáticas

Infusiones digestivas son la de menta, manzanilla, jengibre, hierbabuena, cilantro, comino, albahaca, eneldo y laurel, todas ellas muy recomendables conjuntamente con las plantas hepáticas citadas. Los antiguos conocían de modo práctico sus virtudes y procuraban tenerlas siempre cerca. Hay una canción medieval inglesa que se hizo famosa de la mano de Simon & Garfunkel, titulada *Scarborough Fair*. Decía así:

Are you going	*¿Vas a ir*
to Scarborough Fair?	*a la feria de Scarborough?*
Parsley, sage,	*Perejil, salvia,*
rosemary and thyme…	*romero y tomillo…*

Bien, pues el perejil es depurativo y rico en clorofila, aunque es tóxico y abortivo si se consume en exceso. Una ramita al día es más que suficiente (o una infusión de una ramita), ya que limpia el riñón, baja el nivel de azúcar en sangre, reduce la inflamación y desintoxica. La salvia es antivírica y antibacteriana; disminuye la tensión arterial porque es una hierba muy purificadora y *salvadora*, de ahí su nombre. El romero es digestivo, mejora la memoria y el cerebro, y además es antiinflamatorio. Y el tomillo es antiséptico, antiinflamatorio y antioxidante, gracias al timol, que es su principio activo.

Por último, para los amantes de las *pizzas* y la rica cocina italiana, el orégano tiene un maravilloso olor, es antioxidante, antifúngico, antibacteriano y antiparasitario, y huele que alimenta en los platos de pasta. El aceite de orégano es un antiparasitario y antifúngico de primer nivel. Hay que tomar una o dos gotas como mucho porque su potencia es exagerada. Debe usarse con mucha precaución, pero es altamente eficaz.

Después veremos también diversos tés de hierbas que son recomendables para adelgazar y promover la salud, calentando el cuerpo.

Cúrcuma: la cúrcuma es una especia oriental de color anaranjado que se utiliza en el curri y en toda mezcla de especias que sea propia de la India y del sudeste asiático. Es familia del jengibre y se comporta en el organismo igual que un corticoide del tipo Urbason 40. Es un antiinflamatorio que actúa a nivel sistémico, es decir, en todo el organismo, a pesar de que la Agencia Europea de Seguridad Alimentaria niegue estos hechos, al considerarlos como no demostrados científicamente. Para estos organismos teledirigidos por los farmacéuticos, nada que sea natural está nunca suficientemente probado.

La cúrcuma actúa asimismo como protector hepático y por eso la traigo aquí a colación. Mancha mucho los dientes y todo lo que toca, por lo que procede un rápido cepillado después de tomarla. Es debido a su principio activo, la *curcumina*, de intenso color amarillo-anaranjado y sabor acre, que es un polifenol en el que recae su gran capacidad curativa. Además contiene betacarotenos, como revela su colorido aspecto naranja. Actúa sobre el flujo biliar y la digestión, es antibacteriana y antivírica.

No se disuelve con facilidad en agua, por lo que lo ideal es disolverla en aceite de coco o de oliva, con los alimentos o en salsas. Se puede tomar con leche vegetal haciendo *leche dorada* con una batidora y añadiendo un poco de aceite de coco. Yo suelo untar una tostada de pan de espelta o pan negro alemán con aceite de coco y añado un poco de polvo de cúrcuma encima, bien en el desayuno o la cena.

Como en todo, no conviene abusar de ella, sino solo utilizarla en la medida necesaria que nos marca el sentido común, porque dicen que impide la absorción de hierro. Una dieta variada y bien combinada es lo ideal, con aderezos de especias y plantas medicinales a menudo.

Psyllium: si has hecho una limpieza hepática y sientes que el colon ha quedado algo irritado, lo cual es bastante habitual, o bien padeces de gases de modo crónico y sin saber por qué (¿falta de bilis?, ¿colitis?...), es probable que sufras una irritación o inflamación crónica del intestino delgado o del grueso. También si experimentas problemas derivados como estreñimiento, diarrea, hemorroides, fisuras anales o cualquier otra dolencia..., ¡deberías probar el *psyllium*!

Todas las funciones del tubo digestivo se ven mejoradas con la recuperación de su actividad funcional gracias a la fibra suave y soluble de la cáscara de *psyllium*. Lubrica y cura la mucosa intestinal irritada o inflamada (gastritis, duodenitis, ileitis, colitis) que muchas veces es subclínica o asintomática. Va lavando suavemente las paredes del intestino, evitando futuras enfermedades por la labor preventiva y curativa de su FIBRA SOLUBLE, la misma que puede encontrarse en la pulpa de frutas como la manzana, o en la zanahoria, la avena cocida, las leguminosas...

Este tipo de fibra tan suave va aumentando el bolo fecal y llenando el colon de tal modo que este no se arrugue ni encoja como si fuera un acordeón, tal como le sucede con el estreñimiento, lo cual es anticipo de males mucho más graves. En el colon, la placa mucoide que se acumula en sus paredes, las degenera, dando lugar a múltiples problemas (divertículos, pólipos, cáncer de colon...). Pero el *psyllium* elimina esta placa mucoide que llega a todas las zonas del colon y se adhiere a sus paredes. Esta maravillosa fibra rellena y limpia las paredes y pliegues del colon, pero también purifica las paredes del intestino delgado, que es donde se asienta el hongo cándida. Combate el SIBO o sobrecrecimiento bacteriano del intestino delgado, que a mi juicio no es otra cosa que la proliferación de cándida, favorecida por la escasa presencia de bilis en la digestión, debido a una dieta excesiva en carbohidratos refinados.

Por tanto, con una ingesta diaria y moderada de *psyllium* podrás arrancar las «cuerdas intestinales» o *worms* (cándidas), tal como hace también la limpieza hepática por efecto de las sales de Epsom.

Asimismo, el *psyllium* reduce el colesterol porque lo absorbe en el intestino, como hace con el agua y con los azúcares de la dieta, impidiendo que pasen a la sangre, lo cual es muy interesante para los diabéticos o los que no quieran engordar. ¿Lo mejor? Que no tiene contraindicaciones ni efectos secundarios. Es natural, como lo es comer la fibra soluble de la pulpa de una manzana o zanahoria a diario. Siempre te ayudará, salvo que tomes un exceso, especialmente si no lo acompañas de agua suficiente. En ese caso se compactará y puede tener problemas hasta para salir del estómago. Por eso, hay que tomar una cucharada sopera más bien rasa en un gran vaso de agua y beberlo al momento, antes de que se espese, lo cual no tarda mucho. Como en todo, es más importante la continuidad que la cantidad.

Se puede usar en repostería mezclándolo con la harina, para hacer la masa más suave y menos pegajosa en las manos; de este modo se aumenta el contenido en fibra (debe ser *psyllium* con cáscara no solo el grano).

La cáscara de *psyllium* se comporta como un coloide, es decir, como una esponja que absorbe el agua del entorno y se hincha, creando una capa viscosa protectora que tapiza el interior de todo el largo tubo digestivo. La única prevención importante que debes tomar es **beber**

abundante agua para que su efecto sea eficaz, pues de no tomar agua suficiente obtendrás justamente el efecto contrario. No crea hábito como sucede con los productos de farmacia y tiene poder laxante, ya que aumenta el volumen de las heces y facilita su desplazamiento sin dolor ni dificultad evacuatoria. No tiene efectos secundarios ni produce pérdida de potasio u otras sales minerales.

La *Plantago ovata* o *psyllium* se puede usar continuamente durante meses o años, especialmente aquellas personas con una dieta baja en fibra. Es de uso común en muchos países del mundo como remedio natural contra un gran número de trastornos del intestino grueso, sobre todo en la India. Puedes saborizarla bebiéndola con leche vegetal de avena o con zumos de frutas. Con una o dos tomas al día será suficiente, según tu estado intestinal.

Cuida tu colon, si quieres cuidar tu salud, pues la salud está en el hígado, pero también en el colon. Te dejo aquí un enlace a la mejor página al respecto que conozco, donde hallarás una lista de todas las propiedades que posee: https://www.psyllium.es

Aceite de coco y agua de coco

Muchas poblaciones (Filipinas, la India, Tailandia...) consumen diariamente el aceite de coco como grasa principal y por eso presentan una magnífica salud. El aceite de coco es líquido cuando la temperatura ambiente es superior a 24 grados centígrados y se solidifica y endurece progresivamente por debajo de esa temperatura. Esto es debido a su contenido en ácidos grasos saturados, de los que se compone casi en un noventa por ciento, la mayoría triglicéridos de cadena media: ácidos láurico, cáprico, caprílico, linoleico y oleico. Estos ácidos grasos tienen propiedades muy saludables, por ejemplo, el ácido láurico y el caprílico matan bacterias (listeria y giardia) y virus (gripe, VIH, herpes...), y además nos ayudan a evitar infecciones como la candidiasis. Por eso, el aceite de coco evita, entre otras, las infecciones del tracto urinario.

Las grasas animales son ácidos grasos saturados de cadena larga, mientras que el aceite de coco es saturado pero de cadena media, muy fácil de metabolizar. Eso significa que no afecta en absoluto a la formación de colesterol malo o de baja densidad, y además los ácidos grasos de cadena media del aceite de coco son usados directamente al momento por el cuerpo como energía. No requiere bilis ya que se metaboliza al instante para darnos fuerza y vigor, por lo que **deben tomarlo todos los que han sufrido resección de la vesícula**. Es uno de los pocos alimentos que contienen ácidos grasos de cadena media, por lo que lo considero más bien un alimento-medicina con el que nos premia la naturaleza a los que sabemos reconocer sus leyes.

El aceite de coco puede aumentar la energía disponible para el organismo y nos ayuda a quemar más grasas porque también activa la glándula tiroides. Además es saciante y contribuye a reducir el apetito si se toma con calma y dando tiempo a que el mecanismo de saciedad actúe. Protege el sistema nervioso y puede ayudar mucho en enfermedades como el alzhéimer, aunque en realidad todas las grasas alimenticias mejoran y protegen frente a esa terrible enfermedad tan prevalente actualmente y que algunos ya tipifican como la diabetes tipo 3.

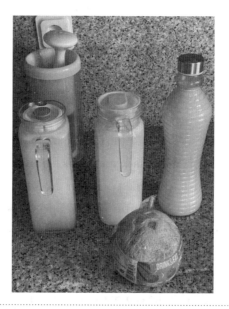

El aceite de coco se puede tomar por boca a diario y también aplicar vaginalmente cuando se padece de candidiasis vaginal. Nutre la piel y el cabello, hidratándolos de modo natural mejor que cualquier crema de botica. Protege e hidrata la piel tras una exposición prolongada al sol.

Mejora la digestión, hidrata la piel, mata los hongos de las uñas y de los pies, y es además el mejor aceite para hacer enjuagues (conocidos como *oil pulling*) porque fortalece los dientes y detiene el desarrollo de las caries. Ayuda también a disolver los cálculos renales. A veces pienso que vale para todo y me pregunto qué pasará cuando la gran masa de la población lo descubra...

El aceite de coco requeriría un libro entero de por sí, pues tiene tantas virtudes y tantas aplicaciones que no acabaríamos nunca, y nadie lo expone mejor que el doctor Fife, cuyos libros sobre las virtudes de este aceite encontrarás en esta editorial. Te los recomiendo. Las industrias ya se han dado cuenta; por eso ahora nos lo ofrecen hasta en los supermercados, lo cual indica que habrá que estar atentos y vigilar su calidad...

Lecitina de soja

No es un alimento, sino un componente de algunos alimentos (soja, semillas de girasol...) que pueden usar a diario como complemento dietético muy saludable los que quieran acelerar el metabolismo hepático, y especialmente los operados de vesícula.

La lecitina de soja es un fosfolípido obtenido normalmente del grano de la soja, que ayuda en la digestión de las grasas porque las emulsiona, es decir, las fragmenta en gotitas pequeñas como si fuera una sustancia detergente. Es muy alcalinizante, por lo que ayuda a elevar el pH del organismo. Favorece la regeneración de los glóbulos rojos. Pero lo más interesante aquí es que permite movilizar los sedimentos grasos que se depositan en las arterias y en el hígado, así como en otros órganos. Es decir, mantiene el colesterol fluido y líquido, siendo así fácil de eliminar en forma de bilis hacia el intestino grueso. También el ácido málico de las manzanas mantiene la bilis fluida de este modo.

La lecitina contiene colina, un aminoácido que favorece las funciones cerebrales, pues va muy bien para mejorar el riego del cerebro, las arterias coronarias, etc. Ayuda a absorber bien las vitaminas liposolubles A, D, E, K y al igual que el aceite de coco, resulta especialmente buena para las personas sin vesícula biliar pues emulsiona las grasas alimenticias y de ese modo ayuda a su absorción, función que al no disponer de vesícula se ve muy menoscabada por la escasa bilis que sale del hígado. La lecitina ayuda mucho en esta labor de digestión grasa pero además también tiene gran cantidad de vitamina E, que es un poderoso antioxidante. Ayuda a adelgazar porque disuelve las grasas, promueve la bilis, baja el colesterol, mejora la piel, la circulación y la memoria (por la mejoría del riego sanguíneo) y también las enfermedades cerebrales (por la misma razón y por el fósforo que contiene). Mejora el rendimiento estudiantil igualmente. Podemos tomar una o dos cucharillas al día, con zumo, leche vegetal, ensaladas, batidos verdes crudos, café...

MSM y DMSO

El **MSM**, o metil-sulfonil-metano, es un suplemento dietético extraído de plantas crucíferas, compuesto a base de azufre orgánico, que es el tercer mineral más abundante en el organismo.

La importancia del azufre viene dada porque muchos procesos no funcionan correctamente en su ausencia, y en la actualidad la mayoría de la gente no está consumiendo suficiente azufre orgánico. El MSM mejora la capacidad del cuerpo para fabricar sus propios antioxidantes (glutatión), lo cual realiza dentro del hígado. Elimina y combate los radicales libres, por lo que tiene un papel antienvejecimiento frente a los procesos oxidativos. En realidad el azufre forma parte de todo el organismo; incluso está presente en los tejidos y en los aminoácidos que forman las proteínas.

Es importante además porque ayuda a disolver los depósitos de calcio acumulados por el cuerpo, que provocan enfermedades como la arteriosclerosis así como todo tipo de calcificaciones y obstrucciones. Por la misma razón, mejora la flexibilidad articular, evitando la rigidez; reduce la inflamación y mitiga el dolor al ser un analgésico natural. En resumen, mejora la circulación y la vitalidad celular por su efecto desintoxicante y desincrustante de las calcificaciones.

La belleza se expresa a través de la piel, el cabello y las uñas, para lo cual se requiere del aporte de una dieta adecuada, rica en minerales orgánicos, que nutran los tejidos: el azufre (crucíferas y MSM), el silicio (cola de caballo y alfalfa) y el zinc (semillas de calabaza y sésamo) son los tres principales minerales embellecedores, por así decirlo. Al azufre se le conoce como *el mineral de la belleza* por esa razón. Los procesos inflamatorios de la piel como el eczema, la psoriasis, la dermatitis, el acné, etc., mejoran cuando disponemos de este mineral en abundancia en el organismo porque actúa en la formación de nuevos tejidos y repara las lesiones que puedan sufrir.

El MSM está en las verduras verdes, especialmente las crucíferas, pero también en otros alimentos, como la leche; sin embargo, se evapora y desaparece cuando sometemos los alimentos a altas temperaturas de cocción. Los vegetales hoy en día ya no contienen demasiado azufre, debido a la agricultura intensiva, al igual que sucede con el magnesio y otros minerales y oligoelementos que están prácticamente esquilmados. De ahí que tomar un suplemento de MSM cuando atravesamos una enfermedad puede resultar muy positivo.

El **DMSO**, dimetilsulfóxido, es también azufre orgánico que se extrae de la pulpa de la madera. Es la sustancia natural más estudiada, con docenas de miles de artículos científicos dedicados a ella. Se trata de una de las sustancias naturales más increíbles que existen dado su poder y su eficacia inigualables, a todos los niveles. Es un transportador que se introduce a fondo en el organismo como si fuera un taxista que lleva consigo MSM o CDS a realizar su función. Es antiinflamatorio natural, vasodilatador, analgésico, antibacteriano y antivírico, relajante muscular, antitrombótico, antioxidante, anticelulítico, diurético, cicatrizante y antienvejecimiento; además repara el ADN, mejora el riego y el oxígeno, limpia metales pesados, elimina las cataratas, refuerza el sistema inmunitario y sobre todo potencia todo lo que asocias con él. Pero debe usarse diluido en agua, no puro, normalmente al 70%, 50%, 30% y en los ojos al 0,5%. Hay muchas guías y libros en Internet al respecto que te recomiendo consultar. Lo traigo a colación aquí porque es la sustancia natural con el mayor número de propiedades curativas que existe. Realmente requiere que lo tengas siempre cerca, en tu botiquín natural, al igual que todos estos suplementos que aquí menciono.

Magnesio milagroso

La importancia del magnesio para la salud es relevante, y esto es algo que todos deberíamos estudiar y comprobar. La alimentación hoy en día no cubre los requerimientos necesarios de magnesio porque los terrenos son cultivados con abonos químicos y no utilizan magnesio, sino solo NPK (nitrógeno, fósforo y potasio).

Aunque las plantas son de color verde por el magnesio contenido en la clorofila, cuya molécula tiene un átomo central de magnesio, no es un aporte suficiente para los requerimientos actuales. Podemos decir que todo el mundo tiene déficit de magnesio en las sociedades actuales, salvo que coma comida orgánica a diario y durante muchos años. Esto no es un descubrimiento actual, sino la tesis de Ana María Lajusticia, una química que lleva desde los años setenta divulgando las virtudes de este elemento. Ella misma se curó por completo su enfermedad ósea a los cincuenta años, cuando empezó a tomar magnesio a diario. En sus inicios tenía que comprárselo a los veterinarios que se lo daban a los animales de granja, porque no existía a la venta para humanos, ya que según los libros de medicina, los humanos comen suficiente magnesio en los alimentos, cosa que en su opinión se ha revelado como un craso error. Al final, terminó por venderlo ella misma y se convirtió en la «profeta del magnesio» a nivel mundial. Actualmente, su marca es el magnesio más barato que puedes encontrar y probablemente el mejor salvo que lo extraigas directamente del agua de mar a través del *ormus*.* Si lo compras, procura que sea de origen marino porque es el más biodisponible y es más asimilable. El magnesio que se adquiere muchas veces es inorgánico, es decir, que no se asimila, sencillamente porque los minerales inorgánicos no se asimilan en el organismo (son piedras) salvo que hayan sido previamente transformados

---

* Extracto de sales obtenido del agua de mar, al que se le ha retirado el cloruro sódico mediante una reacción química con hidróxido de sodio. Estos minerales residuales llamados ormus, ya sin sal marina, tienen propiedades superconductoras y mejoran la salud general, y especialmente del sistema nervioso, por el volumen de magnesio y potasio que nos aportan, así como otros minerales traza como el oro monoatómico.

en orgánicos por las plantas. Sin embargo, en el intestino las bacterias son capaces de transformar una parte en asimilable, y el resto actúa como un ligero laxante, en función de la cantidad que tomes. Por eso hay que tomar tanto. Ana María Lajusticia recomienda tomar de cuatro a seis comprimidos al día de cloruro de magnesio, aunque puede ser necesario más incluso.

Yo te recomiendo probar antes la dosis de tolerancia intestinal, es decir, empezar con tres al día, después cuatro, después cinco, después seis... Y cuando veas que las heces se aflojan es el momento de frenar y retirar uno o dos comprimidos, hasta el punto en que se corrija la diarrea que ocasiona. Esa es tu dosis habitual, al menos por una temporada, hasta que vuelva a laxarte, y entonces deberás volver a rebajarla de nuevo.

> El déficit de magnesio y de grasa en la dieta habitual nos conduce de modo instintivo al chocolate. ¿Por qué? Porque el chocolate es rico en manteca de cacao (grasas) y magnesio (mineral relajante).

Efectivamente, el chocolate negro es la mayor fuente de magnesio que hay en un alimento. Por eso es tan deseado de modo inconsciente. El magnesio realiza un importante papel en los seres vivos porque interviene en más de trescientas reacciones bioquímicas que tienen mucho que ver con la energía, la formación de ARN mensajero, la unión de los aminoácidos, la formación de proteínas en la síntesis proteica, los huesos, los ciclos del sueño y el descanso, etc.

Hay que tomarlo siempre con abundante agua, para que haga su efecto. Por abundante agua quiero decir la cantidad que necesites en función de tu sed, la temperatura corporal y el clima. De media dos litros al día, pero puede ser más y también menos. Nunca deberíamos tener la boca seca, ni pasar sed, porque se resiente todo el sistema orgánico.

La concentración de magnesio en suero es de veintidós a veinticinco miligramos por litro, y cuando esta concentración baja de los catorce miligramos se producen espasmos, por ejemplo, en el músculo cardíaco, dando lugar a angina de pecho y dificultad en la respiración con sensación de angustia. No solo eso, la deficiencia aguda o subaguda produce calambres en las piernas, muy frecuentes en las mujeres embarazadas, así como astenia y un cansancio tremendo al despertarse. Otro síntoma son los temblores en los párpados y problemas en los esfínteres que provocan pérdidas de orina.

Tal como nos cuenta Ana María Lajusticia, el magnesio participa en el metabolismo de la síntesis de los glúcidos, lípidos y prótidos, y en el equilibrio ácido básico, así como en las oxo-reducciones y en el equilibrio hidroelectrolítico. Por eso tiene también un papel importante en la inmunorrespuesta del organismo estimulando la fagocitosis y la formación de anticuerpos. Interviene en la reposición del cartílago, en la formación de proteínas que mantienen la viscosidad del líquido sinovial y en la formación del colágeno para evitar el desgaste del cartílago que de otro modo genera artritismo.

El magnesio evita que los cálculos de oxalato o cristales de oxalato cálcico se formen en el riñón, mejorando la arteriosclerosis porque ayuda a eliminar este calcio que se deposita allí. Tiene además un papel antiestrés, antiinflamatorio, antitrombótico y antialérgico. Y es relajante y cardioprotector, pues actúa en la transmisión de la corriente no solo cardíaca, sino también nerviosa y muscular.

La falta de magnesio conduce a un hígado perezoso y una vesícula de contracciones lentas, trastornos digestivos, malas digestiones, calambres, meteorismo y gases e incluso alergias. ¿Tienes dolores de cabeza, vértigos, insomnio, fatiga visual o temblores en los párpados? Pues comprueba si el magnesio te está llamando cada vez que vas a la búsqueda de chocolate. La deficiencia de este mineral conduce a los trastornos simpáticos (sobrestimulación, estrés, hiperactividad, insomnio, astenia, calambres...), por lo que el sistema nervioso parasimpático (el de la relajación, descanso, apetito, sueño, calma...) se ve menoscabado y no puede regular el mecanismo excesivamente activo del sistema simpático (el que excita). Por eso si quieres llevar una vida más tranquila y relajada y digerir mejor debes tener una dosis suficiente de magnesio en tu dieta.

¿Se le puede pedir más a un solo mineral? Sabiendo que prácticamente todos tenemos un déficit de él y la importancia de su actividad bioquímica, deberíamos empezar a ajustar las dosis de magnesio que necesitamos desde ya. Insisto en esto porque estoy prácticamente seguro de que algunas de las mejorías momentáneas que se obtienen con la limpieza hepática, en algunas personas al menos, son debidas al súbito aporte de magnesio de las sales de Epsom, a pesar de que estas apenas se asimilan. Pero la hipomagnesemia, o déficit de magnesio, provoca numerosos síntomas similares al hígado congestionado por cálculos. En el caso de esas personas resultaría necesario que continuasen tomando magnesio, quizá más que seguir haciendo limpiezas hepáticas. O hacer las dos cosas.

Tomamos mucho más calcio que magnesio en nuestra dieta, a pesar de que las necesidades cotidianas de ambos elementos son prácticamente las mismas. Esto revela la importancia metabólica del magnesio, porque cuando esta proporción se desequilibra en la sangre, casi siempre favorablemente hacia el calcio iónico, se ocasionan trastornos como la calcificación de las arterias (arteriosclerosis), cálculos renales, válvulas del corazón calcificadas, pérdida de memoria, pérdida de visión, trastornos en la audición (otoesclerosis) y afecciones fundamentalmente de la cabeza por el riego dificultado. Pero también del resto de los tejidos orgánicos, que se endurecen y calcifican (tendones y músculos), mientras al mismo tiempo los huesos se van descalcificando por osteoporosis no resuelta debida a la acidez orgánica y a la falta de vitamina K_2 y de magnesio.

¡Pon desde ya magnesio en tu vida! Lo encontrarás en los batidos verdes crudos, la clorofila de la hierba de trigo y la alfalfa, y muy especialmente en el agua de mar (magnesio orgánico) y el ormus. Pero también deberías suplementarlo durante una temporada al menos con magnesio inorgánico en forma de cloruro de magnesio.

Hay diversas formulaciones químicas del magnesio: cloruro, carbonato, citrato, óxido e hidróxido, sulfato (sales de Epsom), glicinato, malato (con ácido málico), etc., y aún se siguen inventando nuevas formulaciones como el «treonato», creado para llevarlo a la mitocondria. Ningún magnesio inorgánico se absorbe bien, pero el que mejor se absorbe es el citrato de magnesio. Ahora bien, también es el más caro y no merece la pena la relación coste-beneficio con respecto al cloruro de magnesio, que es notablemente más barato. Además, este te ayuda a la formación de ácido clorhídrico si tienes una digestión floja. Por otra parte, si tienes una digestión muy ácida puedes tomar carbonato de magnesio, que contribuirá a neutralizar el exceso de acidez.

Normalmente los óxidos e hidróxidos de magnesio se utilizan únicamente como laxantes y también las sales de Epsom, dada su baja tasa de absorción a nivel intestinal (menos del cuatro por ciento). Por eso, el mejor es el del agua de mar y el del ormus, luego el extracto de magnesio comercial de origen marino y por último la formulación con citrato. Pero en lugar de citrato podemos tomar cloruro, por ser mucho más barato.

Yo recomiendo también los batidos verdes crudos, que contienen abundante magnesio totalmente asimilable, si los tomas a diario. Puedes combinarlos una temporada con magnesio en forma de cloruro, según la dosis de tolerancia intestinal que precises. El magnesio no hace mal a nadie y si te pasas con él únicamente te provocará una ligera diarrea que se detiene en el momento en que dejas de tomarlo y regulas la ingesta. Ana María Lajusticia lleva cincuenta años tomándolo abundantemente, a razón de hasta seis comprimidos al día, y no solo se curó de todas sus enfermedades óseas, sino que en la actualidad tiene casi cien años y está completamente lúcida. Puedes verla dando conferencias en YouTube y aprenderás mucho con ella.

Aunque el magnesio es un poco el regulador o equilibrador del ion calcio, tiene una pareja con la que trabaja a la perfección que es su amigo don Potasio (K). Entre ambos regulan el equilibrio iónico de la célula, pues el potasio se encarga de corregir el exceso de sodio, favoreciendo su diuresis y regulando, por tanto, la bomba sodio-potasio, que trabaja fuera y dentro de la célula para introducir oxígeno, agua y nutrientes, y también para expulsar los desechos de las células.

En todo este proceso orgánico maravilloso que es la bomba sodio-potasio, el magnesio actúa como el portero que acciona la bomba y se encarga de abrir la pared celular para que entren y salgan los productos del metabolismo celular. Si mantienes una dieta rica en sodio y baja en potasio, tendrás retención de líquidos e hincharás tu organismo, porque es el potasio el que los elimina. Pero si además te falta magnesio, terminarás no solo hinchado, sino también agotado y metabólicamente colapsado. El déficit de potasio también provoca calambres y problemas cardíacos, al igual que el de magnesio, pues ambos van de la mano siempre.

Una dieta rica en alimentos procesados es una dieta rica en sodio, pero baja en potasio y magnesio. Debes procurar una dieta alcalina, rica en alimentos orgánicos y nutrientes minerales y vitaminas, que será rica en magnesio y potasio a su vez. Eso es la dieta hepática también, sin menospreciar la importancia del consumo de proteínas, que son imprescindibles, pero en una proporción mucho menor al consumo habitual. Las proteínas son especialmente importantes si eres vegetariano o vegano.

En los niños el déficit de magnesio puede producir todo tipo de problemas, como convulsiones, sobrexcitación, confusión mental, apatía, depresión, trastorno del sueño, agresividad y dificultades de aprendizaje. No solo eso, sino también incluso asma, faringitis y bronquitis. De ahí la importancia de dotarlos con suficientes sales de magnesio, tal como se hacía en los sanatorios marinos de René Quinton. Todos los niños enfermos mejorarán con las sales extraídas del mar, con abundancia de magnesio y a las que se les haya retirado el cloruro sódico o sal común.

Las embarazadas pueden necesitar hasta dos o tres veces más dosis de magnesio de lo normal, y en caso de tener un déficit, pueden sufrir trastornos simpáticos de la gestación, como vómitos, contracciones dolorosas, dolores de espalda, insomnio, astenia y calambres.

Los alimentos ricos en magnesio son sobre todo el cacao, como ya he dicho, pero también las legumbres secas —como la soja—, las almendras, las nueces, las avellanas, los higos secos, los dátiles, los cereales completos, los orejones de albaricoque... Menos magnesio tienen verduras como las espinacas, el queso o los plátanos, mientras que la carne y los huevos no lo contienen.

Hay que tener en cuenta también que una dieta rica en proteínas, o sea, en fósforo y calcio, es un factor negativo para la absorción del magnesio, ya que estos minerales compiten entre sí cuando falta equilibrio.

El agua de mar y las sales marinas (sin refinar) son muy buenas externamente para la artrosis y la artritis y todos los problemas relacionados con la falta de magnesio, por lo que bañarse en ellas beneficia estas enfermedades, pero el agua debe estar caliente, pues quien tiene artrosis no tolera el frío (quien tiene artritis sí). Por eso, bañarse en agua de mar caliente o en agua con abundante sal marina ayuda a la salud. También puedes usar sales de Epsom en la bañera caliente, como fórmula para asimilar cutáneamente el magnesio, además de relajar el sistema nervioso.

Agua de mar

¿Por qué beber agua de mar? PORQUE NUESTRO ORIGEN ES EL MAR. Somos agua de mar por dentro, es así de sencillo y de lógico. Este es un planeta agua, y la vida surgió de ese caldo primigenio que es el agua de mar hace dos mil millones de años. La vida es marina, las células son también marinas, porque se bañan en un medio extracelular que es plasma o suero MARINO, pues contiene nueve gramos de sales por litro de sangre. Esto es lo que se conoce como suero salino o suero fisiológico.

El mar contiene todos los elementos de la tabla periódica, que fueron arrastrados desde la tierra o las cenizas volcánicas, de los cuales los más abundantes son el sodio, potasio, calcio, fósforo, magnesio, etc. El mar contiene de media 36 gramos de sal por litro (39 gramos en el Mediterráneo y 30 gramos en el Atlántico); esta es la razón por la que hay que rebajarla al 25%, añadiendo un 75% de agua dulce a cada litro, para formar **agua de mar isotónica**, es decir, que sea de la misma medida que el plasma humano.

Su pH es alcalino (8,2), lo que la convierte en un medio poco favorable para la vida que no esté adaptada, como es el caso de los microbios y bacterias que afectan a los humanos, que no encuentran en ella un medio interno propicio (ácido).

El agua de mar se puede tomar por vía interna, ya que tiene la misma composición que el plasma sanguíneo y el líquido intersticial o extracelular (líquidos donde se bañan las células) pero multiplicada por cuatro. Todo esto lo descubrió René Quinton a principios del siglo xx, y curó a miles de personas, especialmente niños, desnutridos y enfermos, de diversas patologías prevalentes entonces. Pero este conocimiento fue secuestrado y apartado del conocimiento general por los intereses de las grandes corporaciones farmacéuticas, que monopolizaron desde entonces y hasta hoy el uso de la medicina.

El agua de mar sana el terreno (tejidos) elevando su pH y de este modo permite que el cuerpo se sane por sí mismo, porque lo alcaliniza, impidiendo así la proliferación de los gérmenes. Previene y cura al mismo tiempo, haciendo innecesarios los rentables antibióticos de la industria química. El agua de mar no mata los gérmenes, sino que dificulta que vivan en un medio ligeramente alcalino (pH 7,35-7,45) como es el cuerpo humano; por eso no tiene efectos secundarios, al revés que los antibióticos. El agua de mar estimula el sistema inmunitario defensivo de un modo fácil, natural y rápido, pero eso no interesa a las grandes corporaciones, ya que es gratis.

En la actualidad, numerosos autores están revelando el poder curativo del agua de mar, algunos desde la década de 1970, como el doctor Ángel Gracia, Laureano Domínguez o el médico francés Alain Bombard. Otros, de modo más reciente, como la doctora Teresa Ilari o Griselda Donatucci, lo hacen aprovechando el auge de YouTube, lo que permitiría llegar a millones de enfermos, pero en la actualidad esta plataforma, al igual que su matriz, Google, censura y relega la información al fondo para impedir que se difunda como le corresponde.

Nuestro medio interno es LÍQUIDO y SALADO, porque no hay vida sin agua. La alimentación actual promueve la acidez y la enfermedad. Abusamos de excitantes (cola, café, alcohol...) y pseudoalimentos basura con larguísimos plazos de caducidad, porque ya no son ni alimentos. Esto nos lleva a padecer carencias nutricionales crónicas y falta de minerales, y con la edad peor aún. De ahí la importancia de los alimentos orgánicos, que son nutritivos y son comida REAL. Bueno, pues el agua de mar ayuda a subsanar este estado e incluso corrige la acidez del organismo. No me creas, investígalo.*

NO CREAS NADA A NADIE. SIMPLEMENTE ¡INVESTÍGALO!

Recoger agua de mar

Lógicamente se debe recolectar en mar abierto, en una playa limpia y sin población aledaña que contamine mediante sumideros y emisarios submarinos del alcantarillado hacia el mar. Con cuidado y sentido común siempre a la hora de acercarse al agua e introducirse en ella; debemos conocer bien el estado de la marea (si sube o baja) y comprobar que la fuerza de las olas no sea un peligro. En

---

* Consulta con tu médico y luego toma tus propias decisiones al respecto, filtrando bien la información (incluso la información médica).

verano es muy asequible meterse a recoger agua de mar, incluso en invierno en el Mediterráneo es perfectamente factible, pero el océano Atlántico o el mar Cantábrico, eso es otro cantar. Los que como yo tenemos la fortuna de vivir junto al mar podemos utilizar en este caso un cubo con una larga cuerda para recogerla desde zonas seguras en las rocas, especialmente durante el invierno, para luego con la ayuda de un gran embudo ir rellenando garrafas de plástico duro de ocho litros.

Si te introduces en el agua, debes hacerlo hasta la cintura y hundir hasta media altura del agua la garrafa. No importa que lleve arena porque se decantará en el fondo, pero si lleva algas puedes filtrarla en casa con un filtro de los de café. ¡Así se conservará años! Dudo que dure mucho tiempo sin consumir, porque añadida a guisos (lentejas, garbanzos...), caldos y sopas está deliciosa, y se agota más que rápido.

Comprar agua de mar es una opción interesante si vives lejos de la costa. No es costosa y la puedes hallar en las grandes superficies comerciales y herbolarios. Ha sido filtrada y esterilizada por requerimientos legales, pero sigue conteniendo la proporción adecuada de sales minerales. Está bien si no tienes más opciones. Una alternativa interesante es hacer un viaje de recolección de agua de mar a la costa y volver con cientos de litros para el resto del año.

Uno puede pensar que beber agua de mar isotónica es algo desagradable, pero la extraña sensación inicial pronto se convertirá en una sonrisa de placer para el paladar con las siguientes tomas. La ingesta de agua isotónica sabe bien, nutre e hidrata, pero también **hay que acompañarla de una ingesta de agua dulce** de un modo proporcional. Podemos tomar hasta medio litro de agua isotónica al día, pero el resto del agua del día debe ser dulce, porque no se trata de tomar solo agua de mar. Los que están enfermos pueden tomar una cantidad superior de agua isotónica, sin olvidar tomar también la dulce que les pida su cuerpo. Beber sin esperar a sentir sed es un punto clave para no deshidratarse. El estreñimiento, la piel seca y escamosa o la sed (mucosa oral seca) son síntomas evidentes de deshidratación crónica por déficit de agua, y debes vigilarlos.

El agua de mar nos provee de un plasma alcalino, nutritivo y remineralizante que garantiza la salud de nuestros tejidos y órganos, a los que nutre, limpia y purifica, incluidos los riñones en estado de insuficiencia, como indican numerosos practicantes con problemas renales. La salud es limpieza interna; nosotros por dentro somos agua de mar y —como decía Claude Bernard— «el microbio no es nada, el terreno lo es todo». Quien tenga ojos para ver, que vea.

Lavativas

Podemos utilizar una pera de goma o bien un dispositivo de irrigación colónica denominado bolsa de irrigación de colon o bolsa de Pic. Para estos enemas de agua, conocidos por lavativas, puede emplearse agua del grifo siempre que sea un agua limpia y reúna garantías de salubridad. Si es un agua muy dura mejor filtrarla antes con algún tipo de filtro, pues el colon absorbe la mineralización.

Debemos templar previamente la temperatura del agua a 37-38 grados para que no nos provoque molestias. Para valorar la temperatura, lo ideal es usar un termómetro de cocina, o también se puede tocar con el codo, que es más sensible térmicamente, en el momento de llenar la pera o el irrigador. No debe, por tanto, estar demasiado caliente (puede provocar lesiones muy graves si se quema la mucosa del colon) ni tampoco fría (irrita y provoca el rápido desalojo).

Una vez lleno el irrigador o la pera de goma, aplicamos un poco de vaselina o aceite en la punta y nos tumbamos en el suelo, sobre una alfombra de baño o toalla grande, situándonos **sobre el costado izquierdo**, que es el modo clásico para favorecer la entrada de líquidos. Con la mano derecha aplicamos muy suavemente la punta del irrigador en el ano y lo vaciamos lentamente dentro. Apenas hay que introducir la punta un centímetro, lo que es suficiente para abrir el anillo anal y permitir el vaciado de la pera o irrigador dentro del recto.

A continuación nos colocamos tumbados bocarriba (decúbito supino) y esperamos un ratito hasta que el agua reblandezca las heces y haga su efecto. En un par de minutos ya podemos levantarnos, lo que nos producirá automáticamente ganas de evacuar todo el líquido retenido, junto con las heces que contenga el recto. Una vez hayamos evacuado, nos preparamos para realizar otra lavativa, hasta un total de tres o cuatro vaciados, es decir, cuando aparezca el agua limpia y sin restos fecales.

Estas lavativas las realizaremos antes y después de la limpieza hepática. Inicialmente para evacuar los residuos y que no se confundan luego con las piedras y posteriormente con el fin de evacuar las piedras que hayan quedado en el colon.

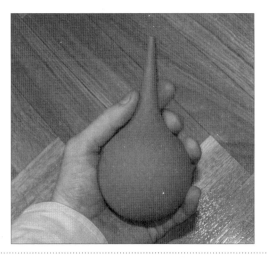

Pera de irrigación para lavativas infantil. Debes adquirir una de tamaño adulto.

Lavar la zona anal en el bidé es muy recomendable tras las expulsiones diarreicas de la LH porque con ellas salen también muchos residuos ácidos que frecuentemente irritan esta zona. Hay que secar bien después el perineo con una toalla pequeña. Si te limpias solo con papel, probablemente el ano se irritará y te escocerá, lo que puede llegar a ser muy molesto. Pero si tras cada diarrea provocada por las sales de Epsom utilizas el bidé, podrás evitar muchas molestias derivadas de su irritante actividad.

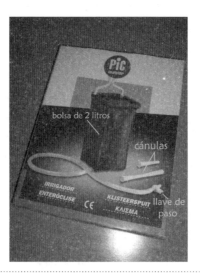

Bolsa de irrigación de colon (bolsa de Pic).

Enemas de café

Los enemas de café sirven para depurar el hígado desde el colon y están indicados muy especialmente para aquellas personas que no puedan o no quieran hacer la limpieza hepática, sin que ambos métodos sean incompatibles.

Consiste en actuar sobre el hígado pero desde el intestino grueso mediante el uso de una decocción de café. Con anterioridad hay que realizar una serie de lavativas o enemas para vaciar el colon de sus residuos y en último lugar aplicarse de 0,5 a 1 litro de café templado a 38 grados. Para preparar este café se hierven dos cucharadas colmadas de café molido natural en un litro de agua, a fuego lento durante quince minutos. Si queremos hacer más cantidad, multiplicamos las dosis. Después de hervido se cuela con un filtro de café y se deja enfriar hasta una temperatura de 37-38 grados. Usa un termómetro de cocina.

A continuación el café se aplicará por el recto, utilizando una pera de goma o mejor una bolsa de irrigación colónica (tipo Pic). Esto se puede hacer de varios modos:

- **Clásico:** consiste en tumbarse sobre el costado izquierdo, que favorece el vaciado del colon hacia el recto y es la posición típica para desalojar el colon de heces con lavativas o enemas. Es una opción, pero para el enema de café es mejor cualquiera de los otros dos modos que explico a continuación.

- **Decúbito supino:** consiste en ponerse en el suelo, acostado bocarriba, con lo cual todo el colon queda en horizontal y ya no se favorece tanto el vaciado urgente. Con el enema de café nos interesa la retención y si levantamos las caderas del suelo mejoramos el paso del café hacia el fondo del colon y no hacia la salida por el recto.

- **Costado derecho:** si usamos la posición contraria a la clásica, el enema de café penetrará mucho más al fondo del saco colónico. Inicialmente tendrá que ascender por la curva sigmoide pero luego se dirigirá más hacia dentro, con lo cual se absorberá mejor, que es lo que nos interesa.

Quizá lo ideal es combinar el segundo y tercer método: se aplica primero en decúbito supino y luego uno se coloca sobre el costado derecho, para que llegue bien al fondo.

El caso es que el café hay que retenerlo durante quince minutos, no más, antes de expulsarlo por el inodoro. Este tiempo de retención es suficiente porque permite la absorción del café y su transporte hasta el hígado por la vena porta, lo que provoca una reacción expulsiva de este órgano hacia las vías biliares. Durante ese intervalo retentivo, pueden aparecer gases y producirse intensas ganas de evacuar el café. Podemos contenerlas si levantamos las caderas del suelo, mientras masajeamos con una mano el vientre en dirección contraria a las agujas del reloj para que progrese el agua lo más profundo posible, hacia las zonas más altas del colon. El aire irá hacia arriba y el café hacia abajo. Girarse sobre el otro costado también hace que el molesto aire atrapado se desplace y se libere sin que tengamos que detener el proceso para expulsar todo.

Te recomiendo utilizar la bolsa de irrigación por la mayor cantidad de café que puede aplicarse. La pera de goma permite un mejor control de la presión de introducción, pero solo lleva de un cuarto a medio litro de líquido.

Estos enemas de café son completamente naturales, no como los de las farmacias, que son química pura y producen un efecto rebote. Los enemas de agua o de café no duelen ni molestan en su aplicación en absoluto, sobre todo si aplicas la técnica correctamente y con suavidad, con un poco de aceite de coco, aceite de oliva, jabón o vaselina en la punta del irrigador. Simplemente hay que relajar el esfínter anal e introducir un par de centímetros la punta de la boquilla. Nada nuevo para un practicante de LH.

A cambio el café estimula nuestro sistema inmunitario, activando la producción de glutatión-S-transferasa,[*] el antioxidante maestro del organismo, que lo desintoxica de los tóxicos de la circulación. Gracias a él, el doctor Gerson[**] curó a muchos enfermos terminales de cáncer, lo cual testimonió al Senado de Estados Unidos con un informe titulado «50 casos de curación de cáncer», razón por la que a partir de entonces fue perseguido por la mafia farmacéutica. El glutatión acelera la desintoxicación, rebaja la inflamación, mejora el sueño —y por tanto el estado de ánimo— y regula el tono hormonal del organismo. El café es un excitante y los enemas no deben realizarse antes de ir a la cama, sino por las mañanas.

---

[*] Si deseas purificar cualquier tipo de toxina en tu organismo, o te preocupan los posibles efectos adversos de algún medicamento o sus componentes, te recomiendo estos enemas de café, pues la liberación de glutatión que provocan nos ayuda a neutralizar todas las sustancias tóxicas.

[**] Ver: *La terapia Gerson*. Charlotte Gerson y Morton Walker. Ediciones Obelisco, 2011.

Los riesgos derivados de esta terapia son fáciles de evitar si ponemos un poco de cuidado y atención. Consisten en provocar una quemadura por ponerlo muy caliente o bien hacerse daño al introducir el irrigador por hacer fuerza excesiva, sin usar vaselina o aceite.

Eliminar la cándida en un dos por tres

Un método infalible para eliminar la cándida intestinal consiste en realizar durante tres días seguidos varios enemas de café, a razón de dos al día (mañana y tarde), siempre vaciando antes los restos del intestino grueso con enemas de limpieza previos.

He recomendado esta práctica intensiva a numerosas personas que han conseguido de este fácil modo, a partir del segundo o tercer día, soltar largas tubuladuras de cándida (*worms*) que tenían alojadas en el intestino delgado, las mismas que dan lugar al síndrome del intestino perforado. Pero no son gusanos (*worms*), ni lombrices, ni solitarias, sino crecimientos tubulares del hongo cándida que provocan el sobrecrecimiento bacteriano del intestino delgado, por el desequilibrio de la microbiota o flora debido a una mala dieta, poca capacidad digestiva o un hígado congestionado que no libera bilis como corresponde.

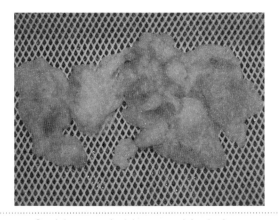

Cándida arrancada del intestino delgado de una
persona diabética mediante enemas de café.

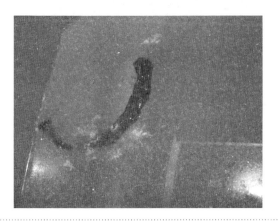

Trozos de cándida arrancados del intestino
delgado y eliminadas gracias a la LH.

No se debe confundir con la eliminación de la placa mucoide del colon, que es un revestimiento interno del colon, por causa de un estreñimiento pertinaz, acompañado de una mala praxis dietética.

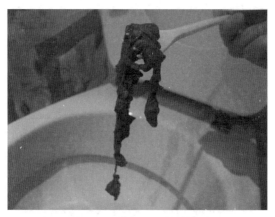

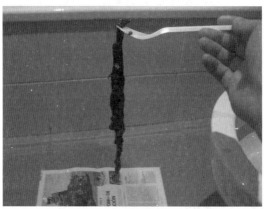

Imágenes de la costra conocida como placa mucoide del colon.

La placa mucoide extraída con los enemas o con la hidroterapia del colon es mucho más gruesa y pesada que la ligera tubuladura que forma la cándida en el intestino delgado. La placa mucoide es como una cámara de rueda de bicicleta, negra, pesada, y se produce a lo largo de una vida de estreñimiento, pero sale del colon, no del intestino delgado.

La cándida en cambio se halla presente en el intestino delgado cuando crece y se desplaza hasta allí desde el colon porque no hay una flora bacteriana capaz de mantenerla a raya. Termina tapizando el intestino delgado por dentro y lo perfora, lo que permite el paso a la sangre de sustancias sin metabolizar y desencadena alergias y enfermedades como la fibromialgia, la fatiga crónica, etc. Cuando la extraemos vemos que tiene un color blanquecino (cándida «albicans») con forma tubular como de seda. Ambas son muy buenas eliminaciones pero no hay que confundirlas.

Baños derivativos de vientre

Las sales de Epsom, tomadas en la abundante cantidad que usamos para esta terapia, irritan de modo agudo el intestino grueso. A fin de cuentas, esa es su función a la hora de facilitar la evacuación de las piedras. El problema está en aquellos que lo tienen ya algo irritado o incluso padecen de colitis diagnosticada, puesto que pueden llegar a sufrir dolor en la zona durante varios días, ver agravado su estado y llegar incluso al sangrado. Para evitar y corregir este cuadro de **colitis** favorecida aún más por el efecto de las sales, debes aprender a aplicar baños derivativos de vientre. Pueden ser el mismo domingo (día de la expulsión) por la tarde, pero también el lunes y los días sucesivos mientras tengas molestias. Los **baños de frotación del vientre con agua fría en el bidé y los baños de asiento** se hacen así:

Baños fríos con frotación del vientre: llenas de agua fría el bidé (o un barreño) y te sientas en el borde (o dentro si es un barreño). A continuación, remojas en el agua un paño o toalla pequeña plegado y frotas después con él en el vientre, haciendo círculos en torno al ombligo, en el sentido de las agujas del reloj. En verano, lo haces durante cuatro o cinco minutos, tres veces o más al día, según tu necesidad. Siempre al menos media hora antes de las comidas o, mejor aún, después de caminar y haber entrado en calor. En invierno, hay que ser más cauto y hacerlo solo durante uno o dos minutos como máximo, para no enfriarse. Es más importante el número de veces que el tiempo.

Así, con esta práctica hidroterapéutica, extraemos el calor interno procedente del estado inflamatorio intestinal y desinflamamos la mucosa intestinal, de tal modo que poco a poco desaparecerán las molestias del colon irritado por las sales. En realidad, estas no son la causa de la irritación; el colon se irrita si ya está afectado previamente y es, por tanto, vulnerable al exceso de actividad que le provoca el magnesio. A aquellos que tienen bien el colon, las sales de Epsom no les afectan, ni les producen hinchazón o irritación, pues el propio intestino es capaz de compensar su efecto. Como siempre digo, son cuestiones individuales, pero, a mi juicio, no hay mejor forma de resolver las inflamaciones intestinales (colitis) crónicas o agudas que los baños de vientre y de asiento fríos.

Baños de asiento: también puedes introducir las nalgas en el bidé o barreño lleno de agua fría, muy especialmente en verano, después de haberte frotado varios minutos el vientre. Introducir las nalgas en agua fría es en lo que consiste precisamente el baño de asiento frío. Cumple la misma función que el anterior, que es desinflamar las entrañas, pero actúa más desde abajo, es decir, desde el recto, que es el tramo final del colon. Permanece así sentado varios minutos, en función del clima, procurando no excederte en invierno para no enfriarte. Puede ser necesario incluso templar un poco el agua durante el invierno o bien hacer baños muy breves, de uno o dos minutos, según la temperatura del agua.

Es importante también acumular calor en la piel antes de darse los baños de vientre y asiento fríos, para que el cuerpo reaccione positivamente al frío desinflamatorio. Podemos hacerlo al salir calientes de la cama o bien tras realizar ejercicios de saltar que nos hagan entrar en calor o tras llegar a casa de caminar rápido.

Estos dos tipos de baños corrigen el peristaltismo alterado, bien sea por exceso (diarrea) o por defecto (estreñimiento), pues desinflaman los intestinos cuando están irritados y les devuelven el tono cuando están espásticos. Después de la LH son muy recomendables, al menos durante uno o dos días, mientras se restaura la flora intestinal, ya que nos ayudan a combatir la hinchazón, el meteorismo y la inflamación.

Si padeces gases a menudo por fermentación intestinal excesiva, los baños derivativos de vientre o de asiento te irán también muy bien en cualquier otro momento. También las hemorroides mejoran mucho con estos baños, aunque la limpieza del hígado hace que las hemorroides disminuyan al mejorar la perfusión a través de este órgano y al resolverse su estancamiento sanguíneo. A fin de cuentas todo este proceso de alguna forma es mecánica de fluidos.

Compresa derivativa

Otra fórmula hidroterapéutica excelente para estas molestias inflamatorias del vientre (colitis, estreñimiento, hemorroides, gases...) consiste en acostarse a dormir con un paño, mojado en agua fría y escurrido, aplicado sobre el vientre y pasar con él toda la noche o parte de ella. Si molesta en algún momento debe retirarse, pero cuando está bien hecha la compresa derivativa debe absorber el exceso de temperatura interno (inflamación) sin molestar, y debe derivarlo —es decir, extraerlo—, lo que regulará y regenerará el estado de los intestinos. De este modo, se normalizan y se curan, lo que terminará por afectar a todo el cuerpo para bien.

Para hacer la compresa corta un trozo de una sábana según sea la estatura y el tamaño corporal. Lo doblas para que ocupe todo el abdomen y tras empaparlo en agua fría, lo escurres al máximo, que no gotee. Después lo aplicas bien doblado sobre el vientre, cubriendo la zona en torno al ombligo, y lo tapas a continuación con una toalla grande seca alrededor o con una faja con cierre de velcro. En su lugar también puedes usar una funda de almohada doblada, ya que no debe ser muy gruesa tampoco porque podría enfriarnos, y se trata de extraer el calor.

Molesta un poco al principio, pero en pocos segundos apreciarás el notable bienestar que produce. No debe ser muy gruesa ni estar muy húmeda para que cumpla su función extractora. Durante la noche esta compresa derivará el exceso de calor que estaba alterando el funcionamiento del colon, bien sea por inflamación o por excesivas fermentaciones. También se puede combinar con una bolsa de agua caliente en los pies, sobre todo en invierno y climas fríos. De este modo, reequilibraremos el organismo térmicamente, como sucede por ejemplo cuando notamos el cuerpo *destemplado* por dentro (intestinos inflamados) y por fuera (piel fría).

La salud es equilibrio térmico entre el exterior y el interior (deben estar ambos a la misma temperatura), con piel caliente (37 grados axilares) y los intestinos desinflamados (37 grados rectales).

Gases

Ya he mencionado que los gases procedentes de una elevada actividad intestinal a veces se acumulan en los ángulos esplénico y hepático (izquierdo y derecho) del colon, provocando molestias agudas que preocupan a más de uno que ha realizado la LH. Con el colon vacío de restos, pero lleno de gases que lo inflan, las molestias se suelen localizar en la zona del hígado, como una opresión más o menos continua.

Es normal que duela ligeramente la zona hepática durante unos días poslimpieza, e incluso durante algunas de las largas etapas que conlleva el proceso de vaciado del hígado. Es un dolor sordo y suave, que con el tiempo se hace cada vez más intermitente hasta que desaparece debido a la reordenación de los sedimentos en el interior del hígado y a su liberación.

Pero también es frecuente que los gases se acantonen en esas zonas curvas del colon transverso, y hay que ayudarlos a salir de alguna forma. Para lograr esto y de paso descartar otras afecciones digestivas que cursan con dolor, debes colocarte tumbado sobre un costado y masajear el vientre en el sentido de las agujas del reloj. Si salen gases por el ano, o cambia el dolor de sitio, sabremos que es por causa de ellos. Cambia de costado a continuación y sigue expeliendo los gases que allí se acumulan colocándote de este modo. Mucha gente desconoce el método tan sencillo de rodar por la cama para hacer progresar y eliminar los gases del colon, que incluso van subiendo hacia el pecho y la boca, de un modo parecido a como sube la espuma en una cerveza.

En estos casos de fermentación excesiva por grandes cenas o por inflamación crónica intestinal, los afectados se levantan por la mañana con la cara hinchada y eliminando muchos gases provenientes de una mala digestión. Puede ser por una alimentación inadecuada, excesiva o mal masticada, o que supera la capacidad digestiva. A veces es por todo ello. Las alteraciones hepático-intestinales nos provocan una actividad fermentativa excesiva y los gases son tan numerosos que se acumulan por todos lados, provocando cólicos muy molestos y generando gran alerta por un asunto de relativa fácil solución. Los gases son molestos porque hinchan el colon como si fuera un globo, hasta que este duele, y suele ser debido a que no progresan hacia el exterior.

Tumbarse de lado favorece la expulsión, pero sobre todo deberíamos pensar en erradicar las fermentaciones mediante una dieta correcta, bien masticada, que incluya kéfir y yogur no comercial, y alimentos fermentados como chukrut y kombucha... para repoblar el intestino, y por supuesto realizar las aplicaciones de hidroterapia ya comentadas. Además, al limpiar poco a poco el hígado, la función digestiva e intestinal irá mejorando progresivamente, por lo que evitaremos un foco de intoxicación orgánica muy importante.

Sin embargo, si sientes que el dolor no cede con estos remedios, o consideras que puede ser debido a cualquier otro problema, debes consultar con tu médico o especialista cuanto antes.

Pies fríos

Para mantener la homeostasis, es decir, mantener el equilibrio de los múltiples procesos del cuerpo, debemos tener cuidado de no enfriarnos los pies y la piel. Ambos regulan térmicamente el organismo, de ahí que sea muy relevante tenerlos siempre limpios, calientes y activos para que cumplan correctamente sus funciones de termostato.

Hay que procurar tener siempre los pies calientes en invierno y que no te entre nunca el frío a través de ellos. Buen calzado y buenos calcetines marcan la diferencia, pero es el ejercicio el que los calienta, no solo el tejido. Mantener una buena higiene diaria en los pies favorece su equilibrio. Por eso, caminar y moverse es algo clave. Al ser los pies el termostato del cuerpo, el hecho de que se enfríen altera el equilibrio térmico del organismo, lo que facilita la aparición de las enfermedades agudas típicas del invierno, que no son sino procesos restaurativos cuando sabemos entenderlos y manejarlos.

Con la piel sucede otro tanto. Cuando se enfría por falta de tono, es decir, falta de actividad física y sudor, sentimos que nos *destemplamos* y decimos que nos hemos enfriado. Esto es lo que se conoce como *desequilibrio térmico*, en que los órganos internos se calientan mucho y la piel aparece fría y sin sangre. Los gérmenes —que siempre están presentes en el organismo o el ambiente– aprovechan este desequilibrio para multiplicarse en un medio propicio, especialmente si este está intoxicado (medio ácido). Encuentran un caldo de cultivo propicio o terreno abonado, y el cuerpo lanza una respuesta curativa o crisis de salud para recuperarse. Las enfermedades son el esfuerzo curativo de la naturaleza por liberarse de sus toxinas.

Por eso, lo mejor para no enfermar es mantener una actividad cutánea constante (ejercicio habitual) y no acumular toxinas por excesiva o mala alimentación. Estar sentados durante mucho tiempo al día nos afecta a la circulación inferior y deberíamos caminar un rato a diario, a buen ritmo, porque eso calienta en poco tiempo los pies y la piel. Combinándolo con ligeros ejercicios aeróbicos, el acto de caminar nos puede ayudar a mantenernos sanos y equilibrados térmicamente en los períodos más fríos del año.

Vigila que tus pies estén siempre limpios y, sobre todo, calientes, especialmente durante la noche que realices la LH, cuando te introduzcas en la cama. Usa para ello una bolsa de agua caliente y no minusvalores la importancia para la salud de tener bien equilibrado térmicamente tu organismo. A ello contribuyen las prácticas de hidroterapia que he mencionado aquí, las cuales puedes complementar por tu cuenta con el uso de baños de sauna, baños de vapor, baños de barro, baños de sol, y demás recursos naturales que mejoran el tono de la piel y la circulación en general.

Tener el cuerpo destemplado (frío en la piel y exceso de temperatura interna) es la situación que esperan las bacterias para multiplicarse y asaltar nuestras defensas. Este «desequilibrio térmico» se comprueba poniendo un termómetro en la axila (que dará 36 o menos grados) y otro en el recto (que dará 39 o más grados). Es un concepto acuñado por el naturópata chileno Manuel Lezaeta Acharán.* Este desequilibrio se corrige con las tres aplicaciones hidroterapéuticas: frotación fría, compresa derivativa y baños de asiento con frotación del vientre. Por supuesto, también con ejercicio que caliente la piel y una buena dieta que no inflame los intestinos.

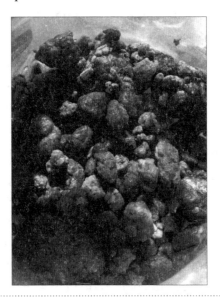

Cálculos de tonos verde oscuro y crema.

* *La medicina natural al alcance de todos.* Manuel Lezaeta Acharán, Editorial Sirio-Hojas de luz, 2017.

La limpieza renal

Es muy importante también limpiar el riñón de cálculos y arenillas antes de hacer la LH, pero especialmente después de realizar varias limpiezas hepáticas. Esto es porque las sales, y sobre todo los residuos que expelemos del hígado con cada limpieza, los congestionan y sobrecargan.

Por lo tanto, **aquellos que padezcan problemas de riñón o de vejiga (cólicos, arenillas, infecciones repetidas o dolor al orinar) deben limpiarlos** antes de emprender la primera limpieza hepática. Ante la duda, que consulten a su médico o terapeuta.

Los riñones filtran unos doscientos litros de sangre al día, produciendo alrededor de dos litros de orina. Beber suficiente es la clave para que no sufras bajadas de tensión por falta de líquido, sobre todo en verano, especialmente tras realizar la limpieza hepática. Algunas personas tienen síntomas después de llevarla a cabo –**dolor de cabeza**, por ejemplo– por no haber bebido suficiente agua el día anterior y el día siguiente. Muchas padecen de estreñimiento tan solo por no beber suficiente agua.

Además las laxantes sales de Epsom te harán perder muchos líquidos, y necesitas reponerlos cuanto antes. Estamos aquí para curarnos, no para forzar nuestro organismo más aún. Ten en cuenta, por tanto, que limpiar el hígado y los riñones pasa siempre por beber suficiente agua. El empleo de **agua de mar isotónica** es también sumamente beneficioso para depurar los riñones y mejorar su actividad, según refieren personas que lo han comprobado en sí mismas (te remito a ese apartado, en la página 207). Pero hay más cosas que podemos hacer:

Plantas: prepara una infusión de la planta *rompepiedras* (*Lepidium latifolium*), o bien de *arenaria* (*Arenaria rubra*), que es muy parecida a la anterior, echando tres cucharaditas –de una u otra– en un litro de agua. La puedes también mezclar con manzanilla o con diente de león u otras hierbas para el riñón.

Hay muchas plantas con actividad renal, y cualquier herbolario te las puede recomendar y hacer un seguimiento de tu cura de riñones. Toma dos o tres infusiones[*]

---

[*] La rompepiedras también puede adquirirse en forma de extracto concentrado para añadir a un vaso de agua, lo que parece tener más potencia y efectividad. Pregunta en tu herbolario de confianza por una fórmula concentrada.

diarias, durante dos o tres semanas, o más si procede. Se trata de tomar la infusión hasta que desaparezcan todas las molestias renales e ingerir muchos líquidos (más de dos litros al día). Si no bebemos suficiente las plantas depurativas del riñón nos pueden hacer perder demasiados líquidos orgánicos, pues todas ellas son DIURÉTICAS (a la vez que disolventes de los cálculos) y nos harán perder más agua. Ojo por tanto, ya que hay que beber bastantes líquidos por esta razón, o la limpieza renal no será eficaz.

El abuso de plantas diuréticas puede resultar contraproducente al hacer disminuir los niveles de potasio; por eso se recomienda no mezclar muchas plantas a la vez. Como siempre, precaución.

La doctora Clark diseñó una fórmula específica* para limpiar el riñón, pero existen además muchas otras. La más sencilla es la que aconsejé antes, pero pueden encontrarse otras; busca el consejo de un buen profesional herborista.

Observo que la gran mayoría de las personas enfermas padecen de sed crónica, sin siquiera saberlo. ES MUY IMPORTANTE BEBER SUFICIENTEMENTE TODOS LOS DÍAS, TODA LA VIDA, salvo indicación médica contraria, especialmente en áreas secas. Solo con ello, muchos

* Fórmula renal de la doctora Clark, que puede adquirirse en su web (www.drclark.net) o en la de Mónica Gómez (www.dietametabolica.es).

pacientes mejorarían e incluso se curarían de gran parte de sus problemas de salud. Hay personas de zonas frías que no toleran el agua (fría) porque su aparato digestivo no soporta bajar más la temperatura, pues retarda las digestiones y provoca malestar. Deben, por tanto, **calentarla** previamente y beberla siempre templada o incluso un poco caliente. Su cuerpo no la acepta fría, por falta de calor orgánico (sobre todo en tiempo frío),y les sienta mal, por lo que prefieren acostumbrarse a vivir en secano. Comprueba cómo **calentando un poco el agua**, se bebe mucha más cantidad y mejor. Debe tomarse a la temperatura que guste más, pero no fría. Tomarla fría es darle más trabajo al hígado y estropear la digestión, que ya he dicho que requiere calor.

En cambio, aquellos que padecen de irritación gástrica (gastritis, acidez o hiperclorhidria) no la soportan caliente y prefieren beber siempre líquidos refrigerados por esa razón. Pero, aunque beber agua fría (o cerveza) produce inicialmente un aplacamiento de la inflamación gástrica, tiene un efecto de rebote finalmente, lo cual favorece el mantenimiento de la inflamación de la mucosa gástrica de modo crónico. O sea, aumenta el problema. Lo ideal es que beban también agua templada, ni caliente ni fría, hasta que se vaya corrigiendo su problema de exceso de calor en el estómago con medidas dietéticas y prácticas como las aquí aconsejadas. Además, el hecho de padecer acidez de estómago generalmente está causado por falta de agua, ya que dicha falta provoca que el bicarbonato natural que segrega el estómago no se produzca en suficiente cantidad.

¡Que lo primero que hagamos cada día, recién levantados, sea tomarnos un vaso de agua caliente o templada! Eso desperezará el metabolismo y lavará los riñones después de una noche de intenso trabajo. Fíjate en el olor y color de la primera orina de la mañana...: el organismo nos está pidiendo agua.

Es recomendable usar vasos más grandes, de aproximadamente un tercio de litro, para poder beber más cantidad de una sola vez, para no tener que estar repitiendo tantas veces las pequeñas tomas con vasos convencionales. Si bebemos mucho de una vez, orinaremos mucho también de una vez.

Por estas razones, procura beber fuera de las comidas, al menos media hora antes o dos horas después. No se debe beber agua del grifo, es mejor que esté filtrada. Existen jarras purificadoras muy baratas en el mercado (por ejemplo, Brita©) que cumplen con lo mínimo, que es retirar el cloro, aunque lo mejor es instalar un filtro con membrana de ósmosis inversa en tu domicilio. Ahorrarás dinero al no tener que comprar más agua de botella y también te ahorrarás el esfuerzo de cargarla hasta casa. Además, las botellas de plástico contienen tóxicos importantes procedentes de su esterilización y del propio envase (bisfenol A), que las hace poco recomendables para su consumo, ya que se trata de un tóxico que puede producir diabetes y enfermedades cardíacas y hepáticas. Para consumir el agua municipal, siempre debe estar bien filtrada con un filtro de ósmosis inversa; además, podemos revitalizarla mezclándola con agua de fuentes naturales.

Es un gran error no beber suficiente agua al día, ya que ello favorece la formación de cálculos no solo en los riñones, sino también en el hígado y la vesícula. Además, el instinto de la sed se confunde muy fácilmente con el del hambre, pues ambos se activan de modo parecido, por lo que solemos comer ciertos alimentos o tomar *refrescos*, cuando lo que precisamos realmente es beber AGUA. Únicamente con esto puedes hacer que tu estado interno pase de la sequía y deshidratación celular a un estado de húmeda renovación orgánica que promueva la limpieza de la toxemia y la desintoxicación. Los tejidos necesitan agua, pues el agua mejorará la piel, los espacios internos, los órganos, los riñones, los pulmones... ¡Somos un setenta por ciento de agua!

Beber suficiente agua te ayudará a recuperar el instinto de la sed y probablemente a mejorar de muchos problemas que nunca te habías planteado, como los de la piel, la circulación, la tensión arterial, la acidez de estómago y las úlceras de duodeno, etc.

Los que tengan piedras en el riñón no deberían beber nunca **té ni chocolate** porque ambos son ricos en oxalatos. Tampoco deben tomar **refrescos o gaseosas** de ningún tipo, pues forman concreciones cristalinas de fosfatos en el riñón. El consumo excesivo de proteínas, junto con una deficiente eliminación renal (debido a la escasa ingesta de agua), forma cálculos de uratos en los riñones.

He de mencionar también que el consumo de refrescos es una contraindicación importante, no solo porque forman cálculos renales, sino porque afectan a la hidratación del cuerpo en general ya que DESHIDRATAN, en contra de lo que sugieren su nombre y la publicidad. No es recomendable beber ningún refresco en absoluto, aunque es cierto que durante la LH, ocasionalmente, se puede usar un poco de Coca-Cola para mejorar el gusto y la eficacia de la expulsión. Se ha comprobado que añadir una pequeña cantidad a la mezcla de aceite y pomelo le otorga un sabor algo más tolerable, y también una mayor digestibilidad debido a que es una sustancia muy ácida que favorece el vaciado del estómago, pues contiene ácido carbónico y ácido fosfórico.

Pero en la limpieza del hígado, sobre todo, nos interesa este producto comercial porque su principal aditivo, el denominado ácido fosfórico u ortofosfórico (E-338), produce una mayor liberación de los residuos debido a que es un producto muy ácido que actúa como un **potente desatascador**. Quizá por esa razón, mucha gente, de un modo práctico, la toma con las comidas más indigestas como hamburguesas, *pizzas*, patatas fritas y demás comidas grasas, ganando así en acidez estomacal para digerirlas. Sin embargo este *producto no alimenticio* es una sustancia ácida y deshidratante que debemos evitar beber, porque además es muy dañina para los huesos. No es, por lo tanto, un refresco, sino al revés, ¡nos hace perder agua! Todo ello con el fin de provocar más sed e incitar a su consumo.

Al beber refrescos de cola, el cuerpo elimina mucha agua con el fin de desechar de paso la *cafeína*, una neurotoxina que espolea al sistema nervioso central. Esta reacción de defensa orgánica cursa con una rápida pérdida de agua intra y extracelular. Aunque inicialmente nos estimula, a la larga nos deprime el sistema nervioso. Con el café sucede exactamente lo mismo.

De este modo, una lata de refresco nos hace perder muchos líquidos internos con el fin de *lavar* su efecto por dentro, todo lo cual provoca una necesidad automática de más agua, y es precisamente eso lo que nos anima a beber más y más del supuesto refresco. Los publicistas los asocian siempre con imágenes de alto contenido emocional que nos ponen en el camino de la necesidad de consumirlos socialmente. Luego ellos hacen el resto.

El organismo corrige la extrema y súbita acidez que provocan estas bebidas utilizando minerales tampón. En un intento de alcalinizar de nuevo el pH, se libera calcio y magnesio, que neutralizan la acidez orgánica, pero cuando estos no son suficientes, dado el abuso ácido, el organismo se ve obligado a retirarlos de los huesos o los dientes, todo lo cual favorece la descalcificación y las caries. Además, como contienen grandes dosis de azúcar industrial (diez cucharadas de azúcar refinado) o edulcorantes —aún peores— en su lugar (refrescos *ligth*), se da una drástica liberación de insulina por parte del páncreas con el fin de corregir el subidón de azúcar en sangre. La insulina nos engorda transformando rápidamente el azúcar en grasa subcutánea.

Podemos decir que el hígado y el páncreas trabajan conjuntamente y uno protege al otro, pero beber refrescos y no agua pura es una buena forma de alterar sus funciones. Los niños nunca debieran beber estos tóxicos azucarados y menos como premio.

Magnesio y riñones

Ya he dicho que hay muchas plantas para limpiar los riñones, por lo que aconsejo **hablar con un buen dietista o herborista**, aunque siempre debemos tener la precaución de beber mucha agua como garantía. Aparte del agua y las plantas, la **vitamina B$_6$ y el magnesio** también ayudan a disolver las piedras de oxalato de calcio, si bien hay otros tipos de cálculos (uratos, fosfatos...) para los que se pueden utilizar otros recursos, como el agua dialítica (Slackstone®).

Anteriormente hablé de la importancia manifiesta del magnesio para combatir el calcio iónico en sangre que termina depositándose no solo en los riñones sino también en el sistema arterial, dando lugar a arteriosclerosis y trombosis. Esta calcificación de las arterias por déficit de magnesio y exceso de calcio libre provoca hipertensión arterial, trombosis y litiasis renal. Y si padeces de cálculos renales te aconsejo que te hagas una analítica para ver la proporción de magnesio en tu cuerpo, que debe ser de entre el 2,3 y el 2,5 %. Los que toman habitualmente diuréticos también acaban con un déficit magnésico y no solo de potasio, que es lo habitual en estos casos.

Las **perlas Prill** son unas piedras de magnesio, que se utilizan sumergiéndolas en una jarra de agua, ya que permiten alcalinizar el agua liberando magnesio (inorgánico) fácilmente y de un modo rápido. Esto aporta incluso un mejor sabor al agua muerta que viene del grifo o también tras filtrarla por ósmosis inversa. Es otro modo de añadir este mineral al organismo a pequeñas dosis, de tal modo que nos ayude a evitar la formación de cálculos renales en personas predispuestas.

Por tanto, según los síntomas renales que te afecten, aparte de beber agua de mar isotónica, puedes tomar también varios comprimidos de magnesio a diario y después de realizar unas cuantas limpiezas hepáticas, tres o cuatro aproximadamente, dedicar un mes a la limpieza renal, según los síntomas que notes. Recuerda que durante las curas hepáticas hay que beber siempre –por sistema– tres vasos de agua templada por la mañana (de 330 cc) y otros tantos vasos más por la tarde, antes de las sales. Así llevarás la cuenta de lo bebido, que debe ser como mínimo dos litros al día. Pero esta cantidad recomendada diariamente puede doblarse en aquellas zonas donde haga mucho calor o también cuando se den pérdidas por sudor. Orinas densas y amarillas reflejan falta de líquidos y favorecen las concreciones cristalinas en el riñón y la vejiga. Esto afecta también a la circulación en general y, por ende, a los músculos y tejidos.

Tomar alimentos ricos en potasio en forma de licuados también te ayudará a limpiar el riñón y de paso a evacuar los líquidos excedentarios retenidos por el consumo excesivo de sodio en la dieta. Estos alimentos son en primer lugar el apio, que es el más rico en potasio, seguido del pepino, el perejil, la piña, el pimiento, la piel de patata, el plátano, la pera... Todos empiezan por «p», salvo el apio, como puedes ver.

Por último, repito que mucho **cuidado con las hierbas diuréticas** (todas las de los riñones) pues cuando no se bebe suficiente agua, tienden a secar estos órganos. Conozco algún caso de gente a la que le ha ocurrido esto, por abuso de infusiones de hierbas chinas diuréticas, sin prestar después atención a la necesidad de beber suficiente agua. Empieza el día con un gran vaso de agua caliente o al menos templada, y si es isotónica aún mejor, y un poco después ya podrás desayunar. Así habrás arrancado el motor digestivo matinal, que pronto te solicitará alimento.

Testimonios

*H*ola, Carlos, tengo muy buenas noticias, no sé si te había contado que después de mi tercera limpieza y sobre todo viendo los resultados de las dos últimas (muchos cálculos color café de varias tonalidades) había decidido ir al médico de familia para ver si me hacía un análisis completito; y aceptó mi petición después de decirle que defecaba piedras de color castaño.

Hasta hace un año, cuando me hice mi último análisis siempre me daba el colesterol por las nubes. Bueno, pues este lunes me llevé la sorpresa de que mi colesterol y todo lo demás está en los niveles normales a excepción de los denominados triglicéridos o algo así, que estaban un pelín altos. El médico lo achacó a que seguramente la noche anterior a la extracción había cenado algo frito, y la verdad no lo recuerdo bien, pero sí es posible, nadie me dijo que era conveniente guardar una dieta doce horas antes de la extracción

J.

***

Hola, Carlos:

Te diré que gracias a ti y a este blog, estoy descubriendo que muchos de mis «pequeños males» eran debidos a un hígado saturado y a tener parásitos pululando por mi cuerpo. Encontré el blog por casualidad y me quedé sorprendidísima de la coincidencia de síntomas, que yo siempre había achacado a mi diagnosticado hace años colon espástico, y de lo fácil que parecía la solución.

Contrasté la información que pude recopilar en el blog y me decidí por fin, ya que pensé que tomar zumo y aceite de oliva no iba a empeorar mi cada vez más saturado aparato digestivo. Y pasé a la acción, todo el protocolo al pie de la letra, y llegó el sábado esperado. Había leído que mucha gente no echaba nada las primeras veces, pero no me iba a desanimar por eso. No sentí ningún malestar y me dormí del lado derecho. Esa noche me la pasé orinando muchísimo, al día siguiente las dos dosis de sales y... milagro icientos de perdigones en cada viaje de color marrón clarito, brillantes y casi perfectos y un par de piedras verdes del tamaño de un garbanzo!

El domingo lo pasé sin más problemas, alucinando por todo lo que había salido, pero mi sorpresa vino el lunes. Seguí mirando lo que seguía saliendo un par de veces en el día, y por la tarde eché cinco piedras durísimas blancas y una (posible) cándida de unos diez centímetros (idéntica a las de las fotos del blog).

Al pensar que podían quedar más en el intestino, me hice el enema de limpieza, pero solo salió muchísimo moco y como bolitas translúcidas. Como seguía teniendo molestias en el lado derecho, seguí tomando el ácido málico, y el miércoles fui consciente de que algo grande salió de la vesícula, pues dejé de tener dolor e hice una deposición pequeña pero que olía fatal.

En cuanto a la mejoría, increíble que con solo una limpieza mis digestiones han dejado de ser una pesadilla, estoy más activa (antes estaba todo el día con sueño) y el color de mis ojeras ha mejorado mucho. Aun así, después de unos días, noto que los síntomas vuelven, por lo que voy a por la segunda limpieza. Ya ves que aunque no pensaba que en mi primera LH iba a ver resultados, han sido sorprendentes. Gracias a ti y a la gente que ha mandado sus experiencias, porque no veas cómo anima ver que no es tan desagradable como parece...

Con lo emocionada que estoy, he ido contándoselo a todos mis conocidos y varios se van a animar, incluida una amiga enfermera, que viendo mi mejoría no se lo ha pensado dos veces. Así que muchísimas gracias, Carlos, y a todos los que escribís en el blog, por transmitirnos vuestras experiencias desinteresadamente y darnos un poco de luz sobre lo que puede estar pasando en nuestro cuerpo, que la medicina convencional no es capaz de curar. Gracias de nuevo.

Edurne

***

¡Hola, Carlos!

¡No tengo palabras para agradecerte por tu valioso tiempo que dedicaste para contestarme tan completo! Saqué unas fotos pero no salieron muy claras, pero el parásito que expulsó mi mamá era de gran tamaño (el año pasado tuvo parásitos en la vesícula);

era muy parecido a uno que está publicado en tu blog, que se encuentra en un frasco.

Yo también expulsé parásitos, no de gran tamaño, de color blanco y con algunas líneas oscuras. Las piedras que ambas expulsamos eran de color verde principalmente, calculo que yo habré expulsado alrededor de cincuenta piedras…

Cristina

***

Hola, Carlos.

Aquí puedes ver mi segunda entrega; como te dije, tenía el cuerpo revuelto y mal humor así que me lancé a por la segunda. Ahora me pregunto ¡cómo estaba vivo con todo esto dentro!…

Como han estado unos días congeladas están resecas, y una parte la tiré directamente cuando salieron porque estaban con mucosidad, siento hablarte de estas cosas asquerosas pero tú ya sabes lo que es…

Y fíjate que en mi primera limpieza, cuando eran ya las diez de la mañana y aún no había salido nada ya pensaba yo que no tenía nada y dije: «Bueno, aunque no tengo piedras la LH me habrá servido para eliminar toxinas…», y poco después fui y sentí que cayó algo pesado, eran las más negras, y la más grande medía unos 2,6 centímetros. En la segunda LH todo iba más rápido, como a las nueve de la mañana salió un gran puñado de arena, pero ninguna piedra grande verde o negra.

¡Salud!

Y.

***

Hola, Carlos.

Te escribí hace tiempo, cuando comenzaba este gran viaje de las limpiezas hepáticas, y te escribo de nuevo tras mi novena y, por ahora, última limpieza.

Ante todo quiero darte las GRACIAS porque he aprendido y mejorado mucho la idea original de la LH que me pasaron gracias a ti. Me dieron un pequeño resumen del libro de Moritz y fue a través de tu blog como aprendí mucho más, casi todo, de hecho.

La LH ha cambiado mi vida y mi salud. Hay un antes y un después. Llegué a la LH porque estaba harta de mi alergia primaveral y de no poder curarme con nada, bueno, salvo que me pasase toda la primavera enganchada al Zyrtec. Así que cuando lo vi me dije: ¿por qué no? Y comencé este largo viaje de nueve limpiezas. Me quedé realmente sorprendida con las primeras piedras. En las dos primeras limpiezas expulsé bastantes y en la tercera casi nada. En la cuarta un montón de piedras salieron.

Las restantes han sido sobre todo barro biliar y en la octava pude ver parásitos en las piedras. La novena ha sido la última porque ya no he recogido nada y porque mi salud ha mejorado increíblemente. Ha sido mi primera primavera sin tomar nada para la alergia y he sido capaz de disfrutarla como nunca. Mis hemorroides son cosa del pasado, mi circulación ha mejorado y mis digestiones son totalmente distintas, el estreñimiento ha desaparecido por completo. He perdido seis kilos sin ningún esfuerzo y aunque como como siempre no subo de peso.

El aspecto de mi piel es precioso y brillante y todo el mundo me dice que parezco más joven. He de decir que también he hecho limpieza de intestinos y de riñones y en general todo junto ha mejorado mi calidad de vida de forma espectacular. Pero siempre digo que la gran artífice del cambio es la LH. Mi dieta es ahora vegana y eso también ha ayudado mucho, seguro. Así que a pesar de que a veces me costaron las sales de Epsom o tragar el aceite, todo ha merecido la pena. Y sin duda, si se siguen las instrucciones al pie de la letra no tiene por qué haber complicaciones.

Carlos, gracias por tu gran trabajo y por el esfuerzo que has puesto en el blog y mil gracias por haberme ayudado a vivir mucho mejor, a comprender mi cuerpo y a confiar en mi capacidad de curación.

Un abrazo muy grande desde Bélgica.

Susana

***

Carlos: aquí te envío las fotos correspondientes a mi sexta limpieza hepática. Al quinto día de comer dos manzanas por día y tomar el ácido málico, despedí las cándidas que aparecen en la foto. Están encima de una tapa de un frasco de mermelada, para que tengas idea del tamaño. El quinto y sexto día de la preparación previa, tuve como si fueran dos ataques de hígado, ya que tenía un dolor muy fuerte de cabeza y solo quería acostarme.

Después de tomar el aceite, despedí al día siguiente por la mañana, después de tomar la sal inglesa, las piedras que te mando en la foto del colador. Comparando con mi anterior limpieza, en esta las piedras son más chicas, la cantidad es casi la misma, pero en esta aparecen algunas de color verde, que no se ven en la anterior limpieza.

El día siguiente después de la limpieza, al mediodía, preparé una olla con verduras (papa con cáscara, ajo, cebolla, morrón, zanahoria, etc.) con un poco de sal. Mi almuerzo consistió solo en tomar ese caldo sin las verduras. La evacuación de las piedras fue excelente, ya que el caldo ayudó a la limpieza del colon.

En esta limpieza no tuve ningún malestar de ningún tipo, salvo el dolor de cabeza de los días previos.

Un saludo a vos y a todos los integrantes de la página.

Mirtha

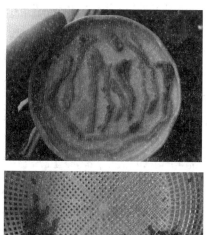

***

Hola, Carlos.

Te envío las fotos por si te interesa colgarlas.

El miércoles fui al cirujano que supuestamente me tiene que extirpar la vesícula y le pedí que me repitieran la ecografía. Parecía no gustarle mucho la idea, porque insistía en que si las piedras están, no desaparecen de ninguna manera. Me decía que a no ser que hubiera tenido una pancreatitis o ictericia.

También me dijo que quería hacerme una gastroscopia, a lo que dije que no, porque me la hicieron hace doce años aproximadamente y me pareció muy desagradable. Finalmente accedió a repetir la ecografía.

Esto me da tiempo para hacerme unas cuantas limpiezas más ya que me han dado cita para marzo. Gracias por toda la información que nos das. Mucha gente conocida nuestra hizo la limpieza porque se lo comentamos y están encantados con el resultado; además de contar nuestra experiencia siempre les doy la dirección del blog para que se informen bien y decidan por sí mismos.

Saludos.

Ana V.

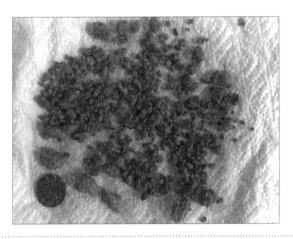

Cuarta limpieza de Ana V.

***

¡Hola, Carlos! Soy Ana V.

Ayer fui a hacerme la ecografía y mis piedras ya no están. Lo he escrito en el blog para que las personas que están haciendo la limpieza se animen y sepan que sí funciona.

No sé cómo expresarte mi agradecimiento; gracias a ti evité una operación y haré que mucha gente lo sepa.
¡SALUDOS Y MIL GRACIAS!

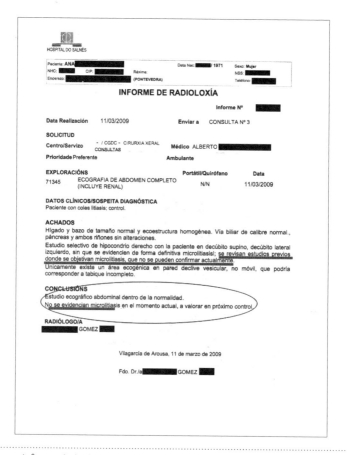

Informe de la desaparición de las piedras de AnaV, que indica que actualmente no se aprecia la microlitiasis (o piedras pequeñas) en la vesícula, como en los estudios previos, en que sí la tenía. Esta microlitiasis es la misma por la cual pretendían operarla, solo que, incomprensiblemente para los médicos, había desaparecido.

Epílogo

Este ha sido un encuentro breve, pero intenso. Confío en que sea productivo, el tiempo lo dirá. La LH avanza a pasos agigantados porque muchos están buscando fuera de la medicina oficial lo que no encuentran dentro: soluciones definitivas, no parches provisionales. Las causas de sus problemas, para poder corregirlos de modo natural. Hay que combinar lo mejor de todas las técnicas y terapias existentes, y eso es precisamente la LH.

La farmacopea tenía que ser algo puntual y una opción de último recurso. En cambio, se ha convertido en imprescindible para, simplemente, malvivir. ¡Qué coste tan inmenso para los pacientes! La salud siempre está de parte de la naturaleza, no del laboratorio, pues este sirve para analizar, no para curar. Sin embargo, no todo es malo en medicina, pues hay muchos recursos aprovechables y, sobre todo, mucha gente trabajando con las mejores intenciones. Pero la medicina natural está aún pendiente de desarrollar todo su potencial inmenso, que es justo lo que más temen los del *Big Pharma*.

La LH está mejorando la salud de muchas personas que limpian su hígado, su vesícula e incluso sus intestinos de cándidas y parásitos. Conozco bastantes médicos que la recomiendan y que también la practican. Con ella, la gente se está curando, o mejorando de sus síntomas, que es lo que realmente importa. Y todo a muy bajo o ningún coste. Este puede ser precisamente su mayor hándicap, pues demasiadas veces solo se valoran las cosas por su coste económico.

Con tantas limpiezas ya encima, considero la LH como un manantial de salud incomparable, y veo que su práctica y sus efectos se trasmiten como una cadena de favores por todo el mundo sin cesar. Se extiende por el boca a boca, algo que nunca sucedería si no fuera altamente eficaz y positiva, pues nadie pierde el tiempo con lo que no resulta o sale mal. Pero la LH funciona, vaya si funciona, y espero que te ayude también a ti a conseguir todo lo que tu cuerpo estaba esperando de tu parte, desde hace largo tiempo, que es que lo limpies por dentro.

Ahora ya tienes una herramienta autónoma y personal para atender tu salud, sin necesidad de recurrir a fármacos que te la devuelvan. Un hígado en buen estado será más útil que cualquiera de ellos, pues él solito sabe más de salud que todos los científicos del mundo juntos. Pero hace falta que lo ayudes a trabajar y que facilites su labor manteniéndolo limpio con esta terapia. Eso no requiere mucho esfuerzo por tu parte, pero ciertamente supone para él una gran oportunidad de recuperarse.

En la vida, valoramos mucho la salud pero no sabemos que esta se pierde con la acumulación de desechos o toxinas. Por tanto, la solución pasa por retirar ocasionalmente los «escombros» intrahepáticos y dejar vía libre a la circulación que atraviesa por el hígado. Estos «escombros» están entorpeciendo tu metabolismo y tu salud, pero ahora sabes cómo y por qué debes eliminarlos. Comprender esto es muy importante y, por tanto, como limpiador hepático, solo me queda desearte buena suerte en tu camino de vuelta a la salud.

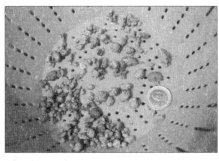

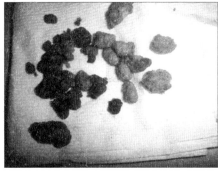

Bibliografía

La limpieza hepática y de la vesícula, Andreas Moritz, Ediciones Obelisco.

La cura para todas las enfermedades, doctora Hulda R. Clark, Edic. Dr. Clark Research Association.

Curado de la hepatitis C, Johnny «el Delirante», AuthorHouse Edic.

La medicina natural al alcance de todos, Manuel Lezaeta Acharán, Editorial Sirio-Hojas de luz.

La dieta hepática, Carlos de Vilanova. Arcopress Ediciones.

Enfermedades del hígado, Jorge Sintes Pros. Editorial Sintes.

Cúrate del hígado, doctor Vander.

La dieta para la limpieza del hígado, doctora Sandra Cabot. Autoedición.

La dieta de los batidos verdes crudos, Carlos de Vilanova. Editorial Sirio.

La terapia Gerson, Charlotte Gerson y Morton Walker. Ediciones Obelisco.

La dieta cetogénica del coco, doctor B. Fife. Editorial Sirio.

El libro de la salud dental natural, Carlos de Vilanova. Arco-press Ediciones.

Activa tu metabolismo para cambiar tu vida, doctora Vidales. Libros Cúpula.

Grasas inteligentes, doctor Steven Masley y doctor Jonny Bowden. Editorial Sirio.

Come grasa y adelgaza, doctor Mark Hyman. Grijalbo Editores.

El magnesio, Ana María Lajusticia. Plaza y Janés editores.

Virtudes curativas del magnesio, Ignacio Puig. Editorial Sintes.

Otros libros de Carlos de Vilanova

La dieta de los batidos verdes crudos.

Descubrir y liberarse del ego.

La dieta hepática.

El libro blanco de la salud dental natural.

Cuidados sin fármacos en niños febriles.

Limpieza nasal con lota.

Enseñe a leer a su hij@ antes de los tres años.

Tu enemigo eres tú.

La clave de Cristóbal Colón, el noble gallego que descubrió América.

Tabla de limpiezas hepáticas realizadas

FECHA	OBSERVACIONES

FECHA	OBSERVACIONES

Tabla de limpiezas hepáticas realizadas

FECHA	OBSERVACIONES

FECHA	OBSERVACIONES